AF637862

Carl-Auer

Karina Kehlet Lins

SPRECHEN ÜBER SEX

AUS DEM DÄNISCHEN ÜBERSETZT VON DORTHE SEIFERT

2020

Themenreihe: „Systemische Therapie und Beratung"
hrsg. von Tom Levold
Reihengestaltung: Uwe Göbel
Umschlaggestaltung: Heinrich Eiermann
Umschlagfoto: © emaria, canstockphoto
Satz: Nicola Graf, Freinsheim
Printed in Germany
Druck und Bindung: CPI books GmbH, Leck

MIX
Papier aus verantwortungsvollen Quellen
FSC® C083411
www.fsc.org

CPI klimaneutral
Mehr Bäume.Weniger CO_2

Erste Auflage, 2020
ISBN 978-3-8497-0333-2 (Printausgabe)
ISBN 978-3-8497-8211-5 (ePUB)

Titel der Originalausgabe: »Samtalen im sex«

Aus dem Dänischen übersetzt von Dorthe Seifert

Informationen zu unserem gesamten Programm, unseren Autoren
und zum Verlag finden Sie unter: **www.carl-auer.de**.

Wenn Sie Interesse an unseren monatlichen Nachrichten haben,
können Sie dort auch den Newsletter abonnieren.

Carl-Auer Verlag GmbH
Vangerowstraße 14 · 69115 Heidelberg
Tel. +49 6221 6438-0 · Fax +49 6221 6438-22
info@carl-auer.de

INHALT

Geleitwort

„Ich bin Ann-Marlene Henning, ich bin Sexologin.“ Mit diesen Worten begann im ZDF jede Episode meiner Aufklärungsserie *MAKE LOVE – Liebe machen kann man lernen.* Nun, lieben kann jeder Mensch von sich aus, im Programmtitel spiegelt sich vielmehr eine öffentlich-rechtliche Scheu, bestimmte Dinge beim Namen zu nennen – womit wir gleich beim Thema dieses Buches wären. Denn in meiner Sendung ging es vordergründig um Sex. Und ja, auch in meiner sexualtherapeutischen Praxis führe ich täglich mit Klienten und Klientinnen, wie ich sie nenne, Gespräche über Sexualität. Damals, nach den Fernsehausstrahlungen, schrieben mir Zuschauer, wie sie auf einmal den Mut verspürten, das Thema Sex anzugehen. Tenor der Rückmeldungen: *Ich wurde inspiriert, mich selbst stärker zu reflektieren. Das Thema Sex schien so positiv und selbstverständlich. Ihre Gesprächspartner überwinden anscheinend nicht nur eine gewisse Hemmschwelle, sondern scheinen zusehends immer mehr Spaß an dem Austausch zu haben! Ich lerne, dass das Sprechen so wichtig ist.* Andere meinten, *sie hätten nun auch damit begonnen, nach der Sexualität ihrer Patienten und Patientinnen zu fragen und ausgesprochen angenehme Erfahrungen damit gemacht.* So einfach geht das. In diesem Buch, „Sprechen über Sex“, wird das Thema Sexualität ähnlich sexpositiv angegangen. Karina Kehlet Lins, meine geschätzte Kollegin, zeigt – wissenschaftlich fundiert – Fallgruben auf, die bei Gesprächen über Sexualität zu umgehen sind, und regt zur Beschäftigung mit dem Thema an, ohne jemals verurteilend oder wertend zu sein.

Die Frage, *ob* bzw. *wie* das Thema Sex in einem Therapieverlauf angesprochen werden sollte, war für mich als Sexualtherapeutin allerdings erst mal überraschend. Das Bedürfnis, mehr über dieses *Ob* und das *Wie* zu erfahren, ist jedoch groß, wie ich in Gesprächen mit Kollegen und Kolleginnen feststellen konnte. Nach wie vor kommt das Thema Sexualität in den diversen Ausbildungsgängen im Gesundheitswesen kaum vor. Zwar bietet die Merseburger Hochschule seit 2016 einen Masterstudiengang in beratender Sexualtherapie an und auch andere – häufig private – Schulen führen entsprechende Ausbildungen im Programm, insgesamt gibt es in Deutschland aber wenig Möglichkeiten, sich systematisch im Bereich Sexologie auszubilden. Die Folge: Meist prägen eigene Werte und Haltungen der Therapeuten und Therapeutinnen den Zugang zum Thema – oft sogar, ohne dass dies irgend jemandem bewusst wäre. Dabei gehört sexuelle Gesundheit zur allgemeinen Gesundheit. Wie die Autorin dieses Buches betont: Die Wahrschcinlichkeit, dass die Menschen ihr Leben als gesund, sinnvoll und gut empfinden, erhöht sich, wenn sie ein erfülltes Sexualleben haben. Das bedeutet: Wenn das Thema Sexualität ausgelassen wird, geht häufig eine wichtige Ressource verloren.

Personen im Gesundheitssektor wären demnach eigentlich verpflichtet, in ihrer Arbeit (auf objektive Art) nach Sexualität zu fragen. Im krassen Gegensatz dazu steht die Aussage vieler meiner Klienten und Klientinnen: „Ich war schon bei so vielen Therapeuten, aber wenn mein sexuelles Problem aufkam, wollten sie darüber nicht sprechen." Tabus und Scham tragen generell dazu bei, dass selten aufrichtig über das eigentlich so spannende und lebensbejahende Thema Sex gesprochen wird. Und ja, unsere Klienten und Klientinnen mögen dabei erst mal aufgeregt sein, sind aber rasch erleichtert, wenn endlich auch *diese sexuellen Dinge,* die sie so lange verunsichert und traurig gemacht haben, im Therapiegespräch ihren Platz finden.

Mein Fazit an dieser Stelle: Klienten, Klientinnen, Patienten und Patientinnen wollen in der Regel über Sex sprechen, wenn hier ein Thema verborgen liegt, brauchen aber dafür mitunter etwas „Starthilfe". Das Schöne dabei ist: Mit etwas Übung kann jeder Mensch lernen, entspannt über Sexualität zu sprechen. Wie das geht? In diesem Buch finden sich Antworten und Anregungen. Überraschende Fragen und kleine Übungen machen – von Theorie untermauert – den Einstieg in das Thema leichter. Leser und Leserinnen werden zum Nachdenken über die eigenen Vorstellungen und Grenzen aufgefordert. Dabei hat Karina Kehlet Lins einen ausgesprochen klaren Blick dafür, wie weit die Grenzen der Normalität gesteckt sind, und entledigt sich weitgehend des Begriffs Störung (und damit der Pathologie). Immer wieder wird eine befreiende Einladung ausgesprochen, sich an das Gespräch über Sexualität heranzuwagen. An alle

Geschlechter gerichtet, fordert das Buch zu mehr Toleranz auf. Insgesamt großgeschrieben wird die Vielfalt und damit das Recht eines jeden Menschen, eine frei gewählte und selbstbestimmte Sexualität zu leben.

Auch nach vieljähriger Praxis mit Klienten und Klientinnen mit sexuellen oder Paarproblemen war das vorliegende Buch für mich hoch interessanter Lesestoff. Es ist einzigartig auf dem Markt. Als Dänin fühle ich mich außerdem mit Karina Kehlet Lins sehr verbunden in der Art, wie sie über Sexualität denkt und schreibt. Um es mit einer Übung aus dem Buch zu sagen: *Sie erhalten einen Gesprächstermin mit einem Therapeuten mit sexologischem Fachwissen geschenkt, und niemand weiß etwas davon. Hätten Sie ein Thema? Wären Sie neugierig?* Let's talk about sex!

Ann-Marlene Henning
Hamburg, im Januar 2020

Vorwort des Herausgebers

In meiner langjährigen paartherapeutischer Praxis habe ich es mir zur Gewohnheit gemacht, schon im ersten Gespräch nach der Sexualität des Paares zu fragen. Diese Frage ist ja nicht nur dafür gedacht herauszufinden, ob und in welcher Weise sexuelle Schwierigkeiten oder Konflikte zu den möglichen Problembereichen in der Paarbeziehung gehören. Sie hilft ganz allgemein zu klären, inwiefern Sexualität überhaupt als spezifische Ressource zur Bewältigung von Beziehungsproblemen in Betracht kommt bzw. ob darin womöglich bislang ungehobene oder vernachlässigte Potenziale für die persönliche Entwicklung der Partner verborgen liegen. Interessanterweise begegne ich immer wieder Paaren, die bereits (mehr oder weniger erfolgreiche) paartherapeutische Vorerfahrungen gemacht haben, aber dabei überhaupt nicht über ihre Sexualität als Paar gesprochen haben. Auf die Frage „Wieso nicht?" erhalte ich als Antwort des öfteren, dass sie schlicht nicht danach gefragt worden seien – und das Thema von sich aus auch nicht angesprochen haben, weil sie unsicher waren, wie die Therapeuten damit umgehen würden; weil sie unsicher waren, wie man über dieses heikle Thema reden könne; und nicht zuletzt, weil schließlich die Therapeuten am besten wissen müssten, was in der Therapie zur Sprache kommen solle.

Dem entspricht auf der anderen Seite die Erfahrung, dass ich in meiner systemtherapeutischen Supervisions- und Weiterbildungstätigkeit häufig mit Ängsten und Hemmungen auch auf Seiten der erfahreneren Kolleginnen und Kollegen konfrontiert bin, das Thema Sexualität in der Arbeit mit ihren Klienten aktiv anzusprechen.

Beide Tendenzen führen im ungünstigen Fall dazu, dass das Thema Sex sowohl auf Klienten- als auch auf Therapeutenseite zwar als bedeutsam, aber auch als so schwierig und heikel empfunden wird, dass ein Gespräch darüber eher vermieden wird. Die damit verbundene – situative – Erleichterung, um ein schambesetztes Thema herumgekommen zu sein, ist aber nur um den Preis zu haben, dass ein therapeutisch höchst relevanter Erlebens- und Erfahrungsbereich in der Therapie ausgeblendet wird oder sehr zu kurz kommt.

Die immer noch verbreitete Idee, dass die Bearbeitung von sexuellen Themen Gegenstand einer eigenen Disziplin, nämlich der Sexologie oder der Sexualtherapie, vorbehalten bleiben sollte, verstärkt dabei eher noch die Hemmungen, diese Bearbeitung in die eigene psychotherapeutische Praxis zu integrieren. Umso erfreulicher ist es, dass mit diesem schlanken und gut geschriebenen Band der dänischen Psychotherapeutin Karina Kehlet Lins ein eindrückliches Plädoyer für einen entspannten, souveränen und leichtfüßigen Umgang mit dem Thema Sexualität in der alltäglichen therapeutischen Arbeit mit Einzelnen und Paaren vorliegt, das dazu ermutigt, sich intensiver mit diesem Thema auseinanderzusetzen. Es bietet zunächst eine Fülle von sachlichen Informationen, die die alltägliche Relevanz des Themas aufzeigen und geeignet sind, das Thema aus der „sexologischen“ Ecke herauszuholen.

Die zentrale Botschaft lautet, dass die Verantwortung für eine behutsame, aber dennoch entschiedene Thematisierung der sexuellen Erfahrungen und Beziehungen der Klienten im therapeutischen Prozess ganz bei den Therapeuten liegt – wobei den Klienten jederzeit die Kontrolle über das Maß und den Zeitpunkt der damit verbundenen Selbstöffnung zugestanden werden muss. Auf diese Weise kann von Anfang an deutlich gemacht werden, dass das Thema Sex im therapeutischen Gespräch einen guten Platz hat, der genutzt werden kann, aber nicht muss.

Wie man ein gutes „Sprechen über Sex“ initiieren kann, dafür gibt es in diesem Buch viele hilfreiche, praxisbezogene Beispiele und Formulierungen. Mindestens genauso wichtig wie die Frage des „Wie“ ist jedoch die Klärung der eigenen Haltung und der möglichen Hemmungen, Tabus, Vorurteile oder negativen Reaktionen der Professionellen: in Bezug auf Sexualität im Allgemeinen wie auf spezifische sexuelle Präferenzen und Praktiken im Besonderen. Ohne eine ausreichende Selbstreflexion und Selbsterfahrung – deren es bedarf, um den therapeutischen Prozess nicht mit eigenen Einstellungen und Projektionen, Ängsten oder Bedürfnissen aufzuladen – wird man den Klienten nicht wirklich gerecht werden können.

Auf alle diese Fragen geht Karina Kehlet Lins auf eine angenehme und direkte Art ein. Sie ermutigt diejenigen, die sich diesem Thema bislang eher zögerlich genähert haben, nicht darauf zu warten, ob und wann es von den Klienten angesprochen wird, sondern es selbst und aktiver als bisher aufzugreifen. Das Buch vermittelt gleichzeitig, dass das Sprechen über Sex nicht anstrengend sein muss, sondern wie auch Sexualität selbst mit Interesse, Neugier und einer positiven Einstellung einhergehen sollte. Sprechen über Sex kann man lernen – das gilt für Klienten und Therapeuten gleichermaßen.

Tom Levold
Herausgeber der Reihe *Systemische Therapie und Beratung*

Vorwort

Wenn ich in meiner eigenen Praxis signalisiere, dass das Ansprechen sexueller Themen willkommen ist, erlebe ich immer wieder, wie erleichtert meine Klienten darüber sind – viele Menschen haben Fragen oder Sorgen sexueller Art. Auch in meinen Kursen für medizinische Behandler im Gesundheitswesen wird deutlich, dass die Nachfrage nach qualifizierter Hilfe bei sexuellen Problemstellungen groß ist. Viele Therapeuten, Ärzte und andere Fachkräfte äußern das Bedürfnis zu lernen, wie sie sexuelle Themen leichter ansprechen und ein konstruktives Gespräch über Sex führen können. Leider gibt es dazu erstaunlich wenig Literatur. Ich bin auch gebeten worden, dieses Buch zu schreiben, weil es immer noch viele Pflegekräfte, Therapeuten und Ärzte gibt, die sich nicht trauen, das Thema anzusprechen.

Es hat mir großes Vergnügen bereitet, dieses Sachbuch zusammenzustellen, und zugleich war es eine große Herausforderung. Das Thema ist nahezu unerschöpflich, und es fiel mir nicht immer leicht, mich zu beschränken. Das Anliegen, im Gesundheitswesen häufigere und gute Gespräche über Sexualität anzuregen, ist mir so wichtig, weil die Befähigung dazu potenziell vielen Menschen nützt (Graugaard, Møhl og Hertoft 2006). Von daher ist es problematisch, dass viele Fachkräfte im Gesundheitsbereich sich in dieser Hinsicht nicht gut vorbereitet fühlen, weil sie nie darin geschult worden sind, über Sex zu sprechen.

Darüber hinaus stellen die zahlreichen komplexen Problemstellungen, die mit dem Thema Sexualität verbunden sind, eine Herausforderung dar. Es besteht Unsicherheit, wie man mit schwierigen Themen wie z. B. nachlassender Lust oder Affären umgehen kann. Viele Menschen glauben, dass man über besonderes Spezialwissen verfügen muss, um über sexuelle Fragestellungen zu sprechen. Auch Ärzte und Therapeuten weichen aus diesem Grund oft vor Gesprächen über Sex zurück.

Die Beschäftigung mit der Sexualität ist jedoch schon deshalb wichtig, weil ein gutes Sexualleben bei 90 % aller Dänen ganz oben auf dem Wunschzettel steht. Im deutschsprachigen Raum liegt die

Zahl etwas niedriger, aber es stimmen immerhin 75 % der Befragten der Aussage »Sex ist mir wichtig« zu.[1] Die Wahrscheinlichkeit, dass Menschen ihr Leben als gesund, sinnvoll und gut empfinden, erhöht sich, wenn sie ein erfülltes Sexualleben haben (Graugaard, Pedersen og Frisch 2015).

Klienten, denen es schwerfällt oder die es als grenzüberschreitend erleben, selbst ein sexuelles Thema anzusprechen, nehmen es oft als befreiende Einladung auf, wenn sie nach ihrem sexuellen Befinden gefragt werden. Leider »vergessen« viele Fachkräfte, ihr Sachwissen einzubringen, wenn ihre Klienten Bedürfnisse und Probleme sexueller Art haben (Johansen, Thyness og Holm 2001).

In den Medien wird nahezu ununterbrochen über Sex gesprochen. Paradoxerweise tragen die vielen gut gemeinten Ratschläge, die beispielsweise in Zeitschriften verbreitet werden, in weiten Teilen der Bevölkerung noch zusätzlich zur Unsicherheit bei (Tiefer a. Hall 2010). Sexuelle Herausforderungen sind ganz normal – alle Menschen haben irgendwann im Laufe ihres Lebens Probleme mit ihrer Sexualität. Viele Untersuchungen aus den vergangenen Jahrzehnten verdeutlichen den Widerspruch zwischen den saftigen Beschreibungen in den Medien, wie Sex sein sollte, und dem spartanischen sexuellen Alltag, den viele Menschen erleben (Schmidt 1996).

Das Ziel dieses Buches ist es, professionellen Helfern im Gesundheitswesen Unterstützung zu bieten, um besser auf Gespräche über Sex vorbereitet zu sein. In diesem Bereich kommen alle Fachkräfte auf die eine oder andere Weise mit der Sexualität von Klienten in Berührung. Und es wäre schön, wenn wir auch hier eine Fachkompetenz einbringen könnten, wie wir sie uns während der Ausbildung angeeignet haben. Dieses Buch stellt daher eine Ergänzung zu dem bereits vorhandenen Wissen dar. Es besteht aus einer Mischung aus Theorie, Praxis und Übungen. Zusammen mit Einführungen in die verschiedenen Aspekte, die zu einem guten Gespräch über Sex dazugehören, geben sie dem Leser das Rüstzeug für die weitere Arbeit mit. Die Lektüre ersetzt jedoch keinesfalls die Erfahrung – Übung kann man nur dann erlangen, wenn man den Anstoß für die

---

1 Vgl. https://de.statista.com/statistik/daten/studie/413487/umfrage/umfrage-in-deutschland-zur-wichtigkeit-von-sex-nach-alter/.

entsprechenden Gespräche gibt. Ist man offen für das Thema, werden sie sich schnell von selbst ergeben.

Ich benutze den Begriff »Sprechzimmer« nicht nur, um die Arbeitsräume des Therapeuten zu bezeichnen; das Wort wird hier in einem weiteren Sinne verwendet und bezieht auch solche Gesprächssituationen und -räume mit ein, die sich bei passender Gelegenheit ergeben, z. B. in einem Krankenzimmer oder Behandlungsraum.

Auch wenn das Thema Verhütung für manche Leser in Gesprächen über Sexualität die größte Rolle spielen mag, werde ich dieses Thema hier nicht behandeln. Ich bin eine begeisterte Anhängerin von »Safer Sex« und hoffe, dass ich niemanden daran erinnern muss, dass dieser sowohl Schwangerschaften als auch vielen geschlechtlich übertragenen Krankheiten vorbeugen kann.

Wenn ich in diesem Buch das Wort »Paar« benutze, dann fasse ich den Begriff so inklusiv wie möglich und meine damit sowohl verheiratete Paare als auch Paare, die »ohne Trauschein« zusammenleben, Paare in offenen Beziehungen, Paare, die nicht zusammenwohnen, und polyamouröse Beziehungen.

Da ich Psychologin bin und niemanden unnötig als krank bezeichnen möchte, ziehe ich meistens den Begriff »Klient« dem des Patienten vor und schließe Menschen aller sexuellen Orientierungen und Geschlechteridentitäten ein.

Das Buch enthält keine erschöpfende Darstellung sexueller Problemstellungen und Therapien, da es dazu bereits viele gute Bücher und Artikel gibt. Wer sich in das eine oder andere Gebiet vertiefen möchte, sei auf das Literaturverzeichnis am Ende des Buches verwiesen.

Das Buch enthält kleine Übungen, und ich empfehle Ihnen, die Antworten aufzuschreiben, statt sie nur zu denken. Durch das Aufschreiben zwingen Sie sich selbst dazu, Gefühle und Erlebnisse in Worte zu fassen, und können sich viel besser in die Details vertiefen. Dadurch können neue und wichtige Einsichten entstehen. Außerdem lassen sich auf diese Weise Themen zu einem späteren Zeitpunkt wieder aufgreifen. Sie können die Fragen selbstverständlich auch in Gedanken für sich bearbeiten oder mit Freunden und Kollegen besprechen.

Wie sich im Verlaufe des Buches zeigen wird, gibt es keine bestimmten Regeln dafür, wie Gespräche über Sex geführt werden sollten. Daher enthalten die folgenden Kapitel kein geradliniges Rezept. Stattdessen versuche ich, mit meinen Ratschlägen eine Richtung vorzugeben, und verstehe sie als Katalysatoren, die das Gespräch in Gang bringen können. Ich wünsche mir, dass Sie auf der Grundlage Ihrer eigenen Erfahrungen Ihren ganz persönlichen Stil entwickeln.

Wer mit seinen Klienten bereits über sexuelle Themen spricht, kann mithilfe dieses Buchs sein Wissen auf den neuesten Stand bringen. Der eine oder andere neugierige Leser möchte vielleicht auch einfach in seinem Privatleben bessere Gespräche über Sexualität führen. Ich hoffe, dass dieses Buch dazu beiträgt. Wie die folgenden Kapitel zeigen werden, ist der Bedarf danach groß.

Viel Spaß beim Lesen!

Karina Kehlet Lins
Kopenhagen, im Januar 2020

This ain't about the body, it's about the mind.

PRINCE – SEXY M.F.

1 DIE SEXOLOGIE – EINE WELT FÜR SICH?

Die Sexologie oder Sexualwissenschaft befasst sich mit der Lehre vom Geschlechtsleben und einem breiten Spektrum sexueller Themen, von denen ein großer Teil die Welt der Psychiatrie und Psychologie berührt.

Die WHO definiert Sexualität als:

> » *... einen zentralen Aspekt des Menschseins über die gesamte Lebensspanne hinweg, der das biologische Geschlecht, die Geschlechtsidentität, die Geschlechterrolle, sexuelle Orientierung, Lust, Erotik, Intimität und Fortpflanzung einschließt. Sie wird erfahren und drückt sich aus in Gedanken, Fantasien, Wünschen und Überzeugungen, Einstellungen, Werten, Verhaltensmustern, Praktiken, Rollen und Beziehungen. Während Sexualität all diese Aspekte beinhaltet, werden nicht alle ihre Dimensionen jederzeit erfahren oder ausgedrückt. Sexualität wird beeinflusst durch das Zusammenwirken biologischer, psychologischer, sozialer, wirtschaftlicher, politischer, ethischer, rechtlicher, religiöser und spiritueller Faktoren (WHO 2006, S. 10).* «

Forschungsergebnisse stellen konsequent eine kausale Verbindung zwischen sexueller Gesundheit und messbaren Faktoren wie der Lebenszeit, dem Schlaf, der physischen Verfassung und Depressionen her. Es ist also bekannt, dass es zwischen dem sexuellen Wohlbefinden und dem allgemeinen Gesundheitszustand einen engen Zusammenhang gibt (Veldman 2014). Besonders auffällig ist die enge Verbindung zwischen sexuellen Problemen und psychischen Schwierigkeiten. Die Forschung zeigt auch, dass Problemstellungen sexueller Art sich markant negativ auf das allgemeine psychische Wohlbefinden auswirken können (Leiblum 2007). Die Sexualwissenschaft ist demnach ein Fachgebiet, das in hohem Maße zum Bereich der Psychologie gehört. Obwohl sexuelle Probleme auch andere Spezialgebiete wie beispielsweise die Gynäkologie betreffen, benötigen die Klientinnen in der Regel auch eine psychologische Beratung (Kristensen 2007). Ist eine Person von einer vorrangig physischen Dysfunktion betroffen, zeigt die Forschung, dass die psychischen Folgen, wie beispielsweise der Verlust von Identität und Intimität, den größten Anlass zur Sorge darstellen (Graugaard, Pedersen og Frisch 2015). Klienten mit einer sexuellen Dysfunktion haben ein etwa doppelt so großes Risiko, an Depressionen zu erkranken, wie Klienten mit einer gelingenden Sexualität (Møhl 2017b), und für ein Paar kann eine sexuelle Dysfunktion zum Verlust von Nähe und Intimität führen, was allein schon von schwerwiegender Bedeutung ist. Fehlen die nötige Ruhe und das gegenseitige Vertrauen, um die mit sexuellen Problemen einhergehenden Schwierigkeiten zu besprechen, besteht das Risiko, dass sich das Paar auseinanderlebt.

Wir werden oft mit Zahlen und Fakten konfrontiert, wissen jedoch relativ wenig darüber, was die Sexualität für die Betroffenen jeweils bedeutet. In der Psychotherapie – und insbesondere in der Paartherapie – ist es daher wichtig, offene Fragen über das Sexualleben zu stellen, und es ist ebenso wichtig, dass der Therapeut einen sicheren Rahmen dafür zur Verfügung stellt, in dem dieses wichtige Thema behandelt werden kann.

Leider erhält die Sexualität in der öffentlichen Förderung der Bevölkerungsgesundheit und im Gesundheitswesen nur wenig Aufmerksamkeit. Sie wird meist nur dann beleuchtet, wenn es um

Vorbeugungsmaßnahmen oder Dysfunktionen geht; viel seltener gilt das Interesse dem allgemeinen sexuellen Wohlbefinden und einer gesunden Sexualität. Der populärwissenschaftliche Markt, auf dem pseudowissenschaftliche Theorien viel Aufmerksamkeit erhalten, ist dagegen groß (Graugaard, Pedersen og Frisch 2015). Insofern bedarf es einer umfassenderen Sicht auf die Sexualität, da sexuelle Gesundheit mehr ist als nur die Abwesenheit von Krankheit.

Die WHO beschreibt sexuelle Gesundheit wie folgt:

> *» Sie ist ein Zustand des körperlichen, emotionalen, mentalen und sozialen Wohlbefindens in Bezug auf die Sexualität und nicht nur das Fehlen von Krankheit, Funktionsstörungen oder Gebrechen. Sexuelle Gesundheit setzt eine positive und respektvolle Haltung zu Sexualität und sexuellen Beziehungen voraus sowie die Möglichkeit, angenehme und sichere sexuelle Erfahrungen zu machen, und zwar frei von Zwang, Diskriminierung und Gewalt. Sexuelle Gesundheit lässt sich nur erlangen und erhalten, wenn die sexuellen Rechte aller Menschen geachtet, geschützt und erfüllt werden (WHO 2006). «*

Nicht nur für die meisten Dänen trägt ein gutes Sexualleben wesentlich zur Lebensqualität bei. Dennoch haben viele Fachkräfte im Gesundheitswesen – das gilt auch für Psychologen und Psychotherapeuten – das Gefühl, nicht die nötigen Kompetenzen zu besitzen, um ein Gespräch über Sex einzuleiten. Dies ist jedoch nicht das eigentliche Problem, da Psychologen daran gewöhnt sind, mit anderen Menschen über schwierige Themen zu sprechen. Verstärkend wirkt vielmehr die fehlende Kenntnis darüber, dass den meisten Klienten bereits mit relativ wenigen Maßnahmen geholfen werden kann (Graugaard, Pedersen og Frisch 2015).

Im Gesundheitswesen kann man Menschen mit sexuell bedingten Problemen überall begegnen, und **oft reicht es für eine bessere Befindlichkeit schon aus, dass der Therapeut bereit ist, dem Klienten zuzuhören und sich für seine Sorgen zu interessieren.** Viele Therapeuten wissen dies nicht – oder wenn sie es wissen, meinen sie, mehr Übung und Erfahrung zu benötigen, um ihre Methoden, wie beispielsweise das aktive Zuhören, auch bei gefühlsgeleiteten und sexuell aufgeladenen Themen einsetzen zu können. Das Trainieren solcher Gespräche ist vor allem deshalb wichtig, um die eigenen emotionalen und mentalen Barrieren abzubauen. Dies gilt nicht zuletzt dann, wenn die durch den Klienten angesprochene Form der Sexualität sich außerhalb des eigenen Erfahrungsbereichs befindet oder als grenzverletzend empfunden wird. Ist das sexuelle Verhalten nicht gesetzeswidrig, ist es wichtig, sich angesichts der Prioritäten anderer Menschen in Bezug auf die Sexualität tolerant verhalten zu können (Johansen, Thyness og Holm 2001). Dieser Aspekt wird in den Kapiteln 4 und 7 vertieft.

Die Unterscheidung zwischen Psychotherapie und Sexualtherapie mag bei genauerem Hinsehen willkürlich erscheinen, denn wie sich später herausstellen wird, ist unklar, worin der therapeutische Anteil in einem Gespräch über Sexualität genau besteht und was in der Sexualtherapie, d. h. in der sexologischen Beratung und Behandlung, grundsätzlich anders sein soll als in anderen psychotherapeutischen Richtungen. Insofern ist die Frage naheliegend, warum Psychologen und Psychotherapeuten sexuelle Themen nicht bereits in viel höherem Maße in ihre Behandlungen einbeziehen, als dies derzeit der Fall ist.

Im Rückspiegel

Bis weit in die 1960er-Jahre wurden sexuelle Probleme überwiegend in Einzeltherapien mit psychoanalytischem Ansatz behandelt. Freud war noch immer der wichtigste Bezugspunkt. Erst dem Ende der 1960er-Jahre entwickelten verhaltenstherapeutischen Ansatz gelang es, diesen zunehmend zu ersetzen (Møhl 2017a). Die bekannteste und bahnbrechende Studie in der Sexualwissenschaft stellt wahrscheinlich William Masters' und Virginia Johnsons Veröffentlichung *Human Sexual Response* von 1966 (dt. *Die sexuelle Reaktion* [1967]) dar. Nach vielen Jahren der Forschung beschreiben die Autoren einen sexuellen Reaktionszyklus des Menschen, der aus vier Phasen besteht: Erregungsphase, Plateauphase, Orgasmus und Rückbildungsphase. Dieser sexuelle Reaktionszyklus wurde als das normale, ungestörte und gesunde Muster menschlicher Sexualität verstanden, und sexuelle Schwierigkeiten wurden Problemen während einer dieser Phasen zugeschrieben (Clement 2004). Masters' und Johnsons Arbeit brachte die Sexualtherapie in Schwung, und das nachfolgende, 1970 erschienene Buch, dt. *Impotenz und Anorgasmie. Zur Therapie funktioneller Sexualstörungen* (1973), bildet auch heute noch die Grundlage dafür, wie viele Therapeuten sexuelle Probleme behandeln.

Masters' und Johnsons Standpunkte haben jedoch seither in Fachkreisen Kritik erfahren, und die Behandlungsformen innerhalb der Sexualtherapie sind nuancierter geworden. Beispielsweise wurde der verhaltenstherapeutische Ansatz, für den Masters und Johnson bekannt sind, in eine psychodynamische Theorie integriert, um ein umfassenderes Verständnis der komplexen Problemstellungen zu ermöglichen, die die Klienten mitbringen (Møhl 2017a). Dennoch wurden Masters und Johnson auch von vielen in ihren Ansichten unterstützt. Sie haben den Mythos von der Unterscheidung zwischen »unreifen« klitoralen Orgasmen und »reifen« vaginalen Orgasmen bei Frauen demontiert, der ein Überbleibsel aus der viktorianischen Ära und nicht zuletzt eine Folge von Freuds Einstellung zur Sexualität von Frauen darstellte. Auch die Überzeugung, dass Männer und Frauen sexuell sehr unterschiedlich seien, wurde entkräftet. Dennoch ist Masters' und Johnsons Einfluss in der Sexualtherapielandschaft auch weiter nachhaltig spürbar. So orientieren sich die Diagnosen von heute nach wie vor an dem von ihnen beschriebenen sexuellen Reaktionszyklus ebenso wie die Auflistung der sexuellen Dysfunktionen, die in der Fachliteratur beschrieben werden.

> Sexuelle Dysfunktionen umfassen verschiedene Formen der fehlenden Fähigkeit, gewünschte sexuelle Handlungen auszuführen, und können in verschiedenen Phasen auftreten:
> **Lustphase:** geringe/fehlende Lust oder erhöhte Lust
> **Erregungsphase:** mangelnde Lubrikation, Erektionsstörung / erektile Dysfunktion
> **Plateauphase:** vorzeitiger Samenerguss / Ejaculatio praecox
> **Orgasmus:** fehlender Orgasmus, verzögerter/ausbleibender Samenerguss und Schmerzen beim Geschlechtsverkehr

(Scheidenkrampf/Vaginismus, Dyspareunie)
(Leiblum 2007)

Der Begriff »Sexualtherapie« an sich wurde sogar oft mit der 1970 erfolgten Veröffentlichung der englischsprachigen Originalausgabe von *Impotenz und Anorgasmie. Zur Therapie funktioneller Sexualstörungen* (Masters a. Johnson 1973) verknüpft, was leider dazu führte, dass die Sexualwissenschaft zunehmend als eigene Schule betrachtet wurde, und dies, obwohl Masters und Johnson geradezu betont hatten, dass die Sexualität in einem engen Zusammenhang mit anderen Lebensbereichen des Klienten zu betrachten sei. Die Autoren beurteilten die strenge Unterscheidung zwischen Sex und anderen Bereichen des menschlichen Daseins als eine unreflektierte Angewohnheit und waren zugleich der Ansicht, dass eine statistische Zusammenfassung der sexuellen Erfahrungen des Klienten nutzlos sei. Eine derart eingeschränkte Sichtweise löse die sexuellen Funktionen aus ihrem Zusammenhang. Um dem entgegenzuwirken und auch relationale Faktoren zu berücksichtigen, sei zum Beispiel in einer Partnerschaft die Einbeziehung des Partners in die Therapie sinnvoll.

Die Sexualwissenschaft – mehr als die Summe der einzelnen Teile

Diese Umstände haben dazu geführt, dass die Sexologie sich zu einem Spezialgebiet entwickelt hat, obgleich der Titel »Sexualtherapeut« nicht geschützt ist und es in der Sexualtherapie keine grundlegend anderen Methoden gibt als in anderen psychotherapeutischen Schulen. Die meisten Interventionen, derer sich Sexualtherapeuten bedienen, stammen aus der kognitiven Verhaltenstherapie und der systemischen Therapie wie die Psychoedukation, Sinnlichkeitsübungen, Kommunikationsübungen, langsam zunehmende vaginale Penetration mit Entspannungsübungen und Paartherapie (siehe z. B. Leiblum 2007). Die Techniken sind höchstens insofern einzigartig, als sie meistens innerhalb eines sexologischen Rahmens angewandt werden und in normalen Gesprächen über das gesundheitliche Befinden keinen Platz finden. Es stellt sich allerdings die Frage, ob dies tatsächlich für eine Betrachtung der Sexologie als gesonderten Ansatz ausreicht, insofern ja die Interventionen sich nicht von denen anderer Psychotherapien unterscheiden (Binik a. Meana 2009).

Problematisch ist auch, dass es innerhalb der Sexualtherapie keinen Konsens darüber gibt, welche Methoden am besten geeignet sind. Therapeuten, die beispielsweise mit einem psychodynamischen Ansatz arbeiten, könnten ihre Interventionen als den übrigen überlegen darstellen, während andere Therapeuten wiederum unterschiedliche Gesichtspunkte hervorheben würden. Gleichzeitig fehlt es auf diesem Gebiet an Forschung und Dokumentationen, die die differierenden Behauptungen bestätigen könnten. Der Forschungsmangel in der Sexualwissenschaft gilt ganz allgemein (siehe z. B. Rosen 2007). Es gibt kaum Untersuchungen über die Wirkung psychotherapeutischer Maßnahmen in der Sexualtherapie, und die Erkenntnisse darüber, was ein gutes Ergebnis einer Behandlung ausmachen würde, sind noch immer unzureichend. Darüber hinaus ist es schwierig, die weniger »fassbaren« Werte in klinischen Studien zu messen, beispielsweise ein besseres Verständnis dessen, wodurch ein gutes Sexualleben befördert oder verhindert wird (Giraldi a. Wåhlin-Jacobsen 2016). Außerdem ist problematisch, dass wir gelernt haben, Sexualität oft ausschließlich als ein Verhalten zu betrachten, bei dem das physische Element eine herausragende Rolle spielt. Die Frage, ob »der Apparat funktioniert«, gerät in den Mittelpunkt, ähnlich wie man in der Populärwissenschaft häufig darauf fixiert ist, wie oft der Geschlechtsverkehr statistisch gesehen ausgeübt wird und welche Stellungen dabei eingenommen werden. Möchte man aber tatsächlich die Sexualität eines Menschen verstehen, ist die Einbeziehung der psychologischen und kulturellen Prozesse, die unser Verhalten beeinflussen, ausschlaggebend (Nagoski 2015).

Die Vielfalt der Sexualität wird deutlich, wenn man sich die Definition der WHO ansieht (siehe S. 17) und einige der Funktionen betrachtet, die Sex haben kann. In der Literatur zum Thema werden beispielsweise die sechs »R« genannt: 1) Reproduktion, 2) Relation

(Beziehung), 3) Respekt, 4) Rekreation (Erholung), 5) Rehabilitierung und 6) Relaxation (Entspannung). Obgleich die reproduktive Funktion eine wichtige Rolle spielt, werden die psychologischen Wirkungen hoch bewertet (Møhl 2017a). Die Beweggründe für sexuelle Aktivität sind also vielschichtig. Die Forscher Meston und Buss (2007) haben in einer Studie Informanden nach ihren Motiven für sexuelle Handlungen befragt und dabei nicht weniger als 237 verschiedene Gründe herausgearbeitet. Sie haben diese in vier Motivkategorien eingeteilt, d. h. in physische (z. B. Stressreduktion), zielgerichtete (z. B. soziales Ansehen, Rache) und emotionale Beweggründe (wie Liebe oder Bindung) sowie Unsicherheit (z. B. zur Verhinderung des Partnerverlusts). Im Übrigen stellten die Forscher fest, dass es zwischen Männern und Frauen keine nennenswerten Unterschiede gab, beiden Gruppen waren 20 der 25 meistgenannten Motive gemeinsam.

Die Sexualität wird also durch ein dynamisches Zusammenspiel von biologischen, psychologischen, sozialen und kulturellen Faktoren bestimmt – mit anderen Worten: durch den gesamten Kontext. Das, was in einer Situation erregend sein kann, kann in einer anderen fehl am Platze wirken. Wenn jemand Ihnen zum Beispiel tief in die Augen blickt und »Dirty Talk« verwendet, kann das abhängig von den Begleitumständen sehr erregend sein oder ganz und gar verkehrt wirken.

Long stem roses are the way to your heart

But he needs to start with your head

Satin sheets are very romantic

What happens

When you're not in bed

MADONNA – EXPRESS YOURSELF

Von daher könnte man sagen, dass sich unsere sexuell wichtigsten Körperteile nicht zwischen den Beinen, sondern zwischen den Ohren befinden – dass unser Gehirn also die erogenste Zone darstellt. Die individuelle Interpretation des Kontextes ist ein entscheidender Faktor dafür, ob jemand eine Situation als sexuell auffasst. Möchte man Menschen helfen, eine befriedigende Sexualität zu entwickeln, muss man herausfinden, wie das erotische Profil jedes einzelnen Klienten beschaffen ist.

> Das erotische Profil setzt sich aus diesen Elementen zusammen:
> - bisherige Erfahrungen
> - Fantasien und Wünsche
> - erotische Fähigkeiten und erotisches Repertoire
> - aktuelles Sexualleben
>
> (Clement 2006)

Physische Faktoren wie zum Beispiel die Erektionsfähigkeit sind keinesfalls unwesentlich, aber ein breiteres Verständnis der Sexualität ist erst dann möglich, wenn die psychischen Faktoren ebenfalls Beachtung finden. »Sex haben« ist ein komplexer Prozess, und möchte man einem Klienten helfen, eine zufriedenstellende Sexualität zu erlangen oder zu bewahren, ist es wichtig, sein sexuelles Potenzial zu untersuchen und seine Gedanken und Träume zu berücksichtigen (Csíkszentmihályi 2002). Entscheidend ist, dass die spezifischen persönlichen Faktoren in einer Situation aufgedeckt werden: Was erregt diese Person hier, und wodurch verliert sie die Lust? Das erotische Profil eines Menschen ist viel größer, umfangreicher und vielfältiger als seine sexuelle Physiologie oder sein Repertoire an sexuellen Techniken. Die mechanischen Aspekte der Sexualität sind relativ leicht wahrnehmbar und messbar, aber unsere eigene sexuelle Geschichte und unsere Vorlieben und damit auch unser sexuelles Profil sind sehr persönlich und schwer quantifizierbar (Morin 1995). In Gesprächen über Sex können die Wünsche, Gedanken und ungenutzten Möglichkeiten des Klienten erkundet werden. Bildlich ausgedrückt kann eine noch so detaillierte Seekarte nie alle Einzelheiten darstellen, die sich unter der Wasseroberfläche befinden. Es wird immer mehr zu entdecken geben als das, was sich oberflächlich zeigt, und die Dinge verändern sich stetig, sind Momentaufnahmen und ständig im Fluss, wandeln sich. So verhält es sich auch mit der menschlichen Sexualität, die eine eher flüchtige Größe darstellt.

Selbstverständlich dürfen mögliche physische Faktoren, die bei sexuellen Problemen eine Rolle spielen könnten, nicht ignoriert werden und sollten aktiv erfragt werden. Idealerweise sind diese fächerübergreifend anzugehen, d. h., falls der Klient einverstanden ist, sollte der Kontakt mit seinem behandelnden Arzt aufgenommen werden. Es könnte zum Beispiel der Fall auftreten, dass der Klient ein Medikament einnimmt, das die Sexualität beeinflusst. Obgleich die psychischen Folgen bei sexuellen Problemen oft die schwerwiegendsten sind, ist es wichtig, dass begleitende physische Faktoren entweder ausgeschlossen oder berücksichtigt werden können. Besonders dann, wenn die Probleme allgemein und nicht situationsbedingt sind, sollte auf jeden Fall der Kontakt zum Arzt des Klienten gesucht werden. Eine physiologische Untersuchung kann nicht nur nützlich sein, sondern wirkt auch beruhigend. Der Austausch zwischen den im Gesundheitsbereich in verschiedenen Funktionen Tätigen, zum Beispiel zwischen einem Arzt und einem Psychologen, ist langfristig der beste Weg, um dem Klienten zu helfen.

Mögliche relevante Probleme

- **Allgemeine Probleme:** Sie treten ohne Ausnahme immer ein Bsp.: ein Mann, der in allen Situationen Erektionsprobleme hat.
- **Situationsbedingte Probleme:** Sie treten nicht immer auf. Bsp.: ein Mann, der im Zusammensein mit einer anderen Person Erektionsprobleme hat, jedoch Morgenerektionen erlebt.

Viele Menschen, die im Gesundheitswesen arbeiten – das gilt auch für zahlreiche Psychologen –, sind zurückhaltend, wenn es darum geht, das Thema Sexualität in ihre Arbeit einzubeziehen, weil – wie oben bereits erwähnt – der Eindruck entstanden ist, dass dafür spezialisiertes Wissen benötigt wird. Während die Pioniere Masters und Johnson bahnbrechende Forschung im Bereich der Sexualwissenschaft lieferten, trugen sie leider zugleich dazu bei, dass diese als etwas Neues und Andersartiges aufgefasst und so weitgehend aus den übrigen psychotherapeutischen Fachrichtungen herausgelöst wurde.

2 SEX AUF DIE TAGESORDNUNG

Wie im vorherigen Kapitel bereits aufgezeigt wurde, hat die historische Entwicklung der Sexualwissenschaft eine Entfremdung der Sexualtherapie von der restlichen Psychotherapie zur Folge gehabt. Diese wurde von einem zunehmend medizinischen Zugang zur Sexualität mit dem Fokus auf sexuelle Störungen begleitet, der an die Stelle einer inklusiveren und positiveren Definition von Sexualität trat. Die Gefahr ist groß, dass sexuelle Probleme nur im Lichte der behandelten technischen Beschwerden verstanden werden, ohne Berücksichtigung der psychologischen, relationalen und situationsbedingten Faktoren, die die Beschwerden mit verursacht haben. Es ist sehr wichtig, dass nicht nur die Symptome behandelt werden, da sonst die Situation noch verschlimmert werden könnte, weil die Ursachen außer Acht gelassen wurden. Wie schon gesagt, ist der gesamte Kontext für das Verständnis des Symptoms entscheidend.

> Beispiel
> Wenn eine Klientin keine vaginale Lubrikation erzeugt (eine feuchte Scheide) und ihr die Verwendung eines Gleitmittels oder Öls empfohlen wird, ohne dass das Problem eingehender besprochen

wurde, lässt man die Möglichkeit außer Acht, dass es einen Grund für den Lubrikationsmangel geben könnte. Es könnte zum Beispiel sein, dass die Partnerin es zu eilig hat und die Klientin nicht genug Zeit hat, erregt zu werden. Dies wäre jedoch nur eine von vielen möglichen Ursachen. Werden die zugrundeliegenden Zusammenhänge nicht genau untersucht und wird nur das Symptom behandelt, kann dies zu neuen Problemen führen – die Klientin könnte z. B. Lustlosigkeit entwickeln.

Wie bereits aufgezeigt, hat die Ausgrenzung der Sexologie als Fachbereich zur Folge, dass sie als Spezialgebiet aufgefasst wird. Es handelt sich dabei jedoch um ein Spezialgebiet ohne eigens definierte theoretische Richtung. In ihrem Artikel über die Zukunft der Sexualtherapie schreiben Binik und Meana (2009) sehr treffend, dass ein derartiger Sonderstatus nicht angemessen ist, da es tatsächlich nichts gibt, was die Sexualtherapie von anderen Formen der Psychotherapie unterscheidet. Andererseits ist es gerade dieses Bild von der Sexologie als besonderem Bereich, das dazu geführt hat, dass Menschen mit sehr unterschiedlichem fachlichen Hintergrund sich in diesem Feld tummeln.

Viele Menschen würden gerne über mehr Information zu sexuellen Themen verfügen oder Hilfe bei diesbezüglichen Fragestellungen und Herausforderungen erhalten, aber sie wissen nicht, an wen sie sich wenden können. Es gibt eine verwirrend große Menge an Angeboten, für Laien ist es jedoch nicht leicht, beispielsweise zwischen einem klinischen Sexualtherapeuten mit akademischer Ausbildung und einem selbsternannten Sexualtherapeuten mit zweifelhaftem Fachwissen zu unterscheiden. Diese Unübersichtlichkeit wird von den Beteiligten im Gesundheitswesen leider kaum thematisiert oder kritisiert (Binik a. Meana 2009). Einige der eher pseudowissenschaftlichen Maßnahmen innerhalb der Sexualtherapie haben dazu beigetragen, dass die akademische Welt die Sexologie an den Rand gedrängt hat und Sexualwissenschaft höchstens als Wahlfach angeboten wird, ein Fach, das nicht wirklich ernst zu nehmen ist. Soll diese Entwicklung umgekehrt werden, müssen Psychologen und andere im Gesundheitswesen Tätige sich hierfür engagieren und der Sexualwissenschaft den notwendigen Stellenwert einräumen.

Diejenigen, die die Ansicht für übertrieben halten, dass die Sexologie an den Rand gedrängt geworden sei, sollten sich einfach nur einmal die Interessenorganisationen der Psychologen ansehen. In der *American Psychological Association* gibt es 56 verschiedene fachliche Gesellschaften, und mit Ausnahme des LGBT+-Bereichs, der sich um die Belange von Lesben, Schwulen, Bisexuellen und transgeschlechtlichen Personen kümmert, gibt es keine Interessengruppe oder Arbeitsorganisation, die für die Sexualität zuständig ist (APA 2017). Derzeit zeichnet sich im Verband dänischer Psychologen und Psychologinnen, dem *Dansk Psykologforening*, das gleiche Bild ab – von den 27 fachlichen Gesellschaften gibt es keine einzige, die sich offiziell dem Bereich der Sexualität widmet.

Auch im deutschen Berufsverband gibt es keine Sektion, die sich der Sexualität annimmt.[2] Da sexuelle Probleme sich typischerweise innerhalb von Beziehungen abspielen, wäre die Psychotherapie eine naheliegende Behandlungsmethode, statt die Sexualtherapie zu delegieren und auszulagern in ein anderes Fachgebiet. Zum Glück kann hier Abhilfe geschaffen werden. Wie Moser (2009) argumentiert, wären bereits ein paar wenige Artikel in psychologischen Zeitschriften hilfreich, die thematisieren, wie einfach es ist, verhaltenstherapeutische, kognitive und psychodynamische Ansätze bei der Behandlung von sexuellen Herausforderungen anzuwenden. Darüber hinaus könnten im ganzen Land Interessengruppen etabliert werden. Psychologen könnten sich in höherem Maße in die sexualpolitischen Debatten einmischen und in den Medien äußern. Wir müssen uns von der Vorstellung lösen, die Sexologie sei ein Spezialgebiet – oder, schlimmer noch, im Grunde überflüssig. Sehr viel mehr Menschen könnte geholfen werden, wenn wir diese Aufgabe gemeinsam angingen.

Institutionalisierte Unwissenheit

In vielen Ausbildungsgängen wird der Sexologie als Fach keine Priorität eingeräumt. Im Studienfach Psychologie gilt sie in Dänemark zum Beispiel nur als Wahlfach, und derzeit (2019) steht

2 Vgl. https://www.bdp-verband.de/verband/sektionen.

die Sexualwissenschaft an den größten Universitäten Dänemarks, in Aarhus und Kopenhagen, gar nicht auf dem Lehrplan. Auch im deutschsprachigen Raum sind sexualwissenschaftliche Themen in den Studiengängen immer noch zu spärlich vertreten (Briken u. Berner 2013). Obwohl ein erregendes und befriedigendes Sexualleben sehr viel heilsamer ist als viele Medikamente, achten selbst Ärzte und Psychologen in der Regel nicht darauf – das Thema kommt in Studium und Ausbildung nach wie vor allenfalls am Rande vor (Sigursch 2013). Ohne das nötige Fachwissen prägen meist die eigenen Werte und Haltungen der Therapeuten den Zugang zum Thema; oft geschieht dies sogar, ohne dass sich die Beteiligten darüber im Klaren wären, falls sie es sich überhaupt zutrauen, mit ihren Klienten über Sexualität zu sprechen.

In Krankenhäusern hat das Thema ebenfalls einen niedrigen Stellenwert; es wird als Luxusproblem aufgefasst, weil es nicht um Leben oder Tod geht. Für manche Menschen stellt sich jedoch die Frage, ob ein Leben ohne Sexualität überhaupt lebenswert ist (Kristensen 2007). Im Gesundheitswesen arbeiten noch immer Menschen, die der Meinung sind, dass ältere, behinderte oder kranke Menschen keine sexuellen Bedürfnisse haben. Die Ursache dafür ist möglicherweise, dass manche Menschen nach wie vor Sexualität ausschließlich mit Fortpflanzung gleichsetzen. Andere akzeptieren vielleicht, dass diese Menschen sexuelle Gefühle haben, aber sie glauben, dass hohes Alter, Krankheit und Behinderung mit sexuellen Aktivitäten unvereinbar seien. **Um ihren Klienten helfen zu können, müssen Fachkräfte in erster Linie akzeptieren, dass auch kranke, behinderte und ältere Menschen sexuelle Wünsche und Bedürfnisse empfinden und dass sie ein Recht darauf haben, dass diese ernst genommen werden** (Johansen, Thyness og Holm 2001). Leider wird der Sexualität alter Menschen überwiegend eine wenig positive Haltung entgegengebracht. Das Personal in Pflegeheimen kann diese negative Einstellung unversehens zementieren, so wie auch Kinder – unabhängig von ihrem eigenen Alter – oft nicht wahrhaben und akzeptieren wollen, dass ihre Eltern sexuelle Bedürfnisse haben und das ganze Leben lang diesbezüglich aktiv sind. Dies mag dazu führen, dass manche Ältere diese wenig förderlichen Haltungen auch selbst übernehmen und anderen gegenüber zum Ausdruck bringen, die diese Einschränkungen nicht hinnehmen mögen und vielleicht auch in höherem Alter noch Lust auf sexuelle Aktivität zeigen. So werden dann vielleicht zwei ältere Menschen, die sich einander annähern, den negativen Reaktionen ihrer gleichaltrigen Altersgenossen ausgesetzt (Kristensen 2007). Als Betreuerin muss man die Bedeutung der Sexualität für das allgemeine Wohlbefinden aller Menschen anerkennen, auf Gespräche darüber vorbereitet sein und sich darauf einlassen können. Wie bereits erwähnt, haben viele Menschen das Bedürfnis, sexuelle Themen anzusprechen – dies gilt selbstverständlich auch für den älteren Teil der Bevölkerung. In einer amerikanischen Studie waren 91 % der Patienten im Alter von über 65 Jahren darüber erleichtert, dass ihr Hausarzt bei einer Gesundheitsuntersuchung auf ihre Sexualität einging (Møhl 2017b).

Geistig Behinderte sind ebenfalls sexuelle Wesen, die das Bedürfnis haben, ihre Sexualität zu entwickeln und auszuleben. Menschen mit physischen und psychischen Funktionsstörungen stehen selbstverständlich in Bezug auf ihre Sexualität die gleichen grundlegenden Rechte wie allen anderen Menschen zu (Holmskov og Skov 2012)[3]. Haben behinderte Menschen sexuelle Probleme, sind sie weit mehr als andere von den Einstellungen und dem Verständnis ihrer Umgebung abhängig. Es gibt Behinderungen, die ein erfülltes Sexualleben erschweren können. Leider werden behinderte Menschen genau wie chronisch Kranke häufig auch von Therapeuten und Ärzten als asexuell wahrgenommen (Kristensen 2007). Dies hat zur Folge, dass das Thema Sexualität oft nicht angesprochen wird, weil der Behandler schlicht nicht daran denkt, dass der ihm gegenübersitzende Mensch selbstverständlich auch ein sexuelles Wesen ist. Dadurch wird diesem Teil der Bevölkerung der Zugang zu Informationen und Beratung zusätzlich erschwert. **Gespräche über Sexualität sollten auch deshalb überall im Gesundheitswesen einen festen Platz einnehmen.**

3 Im dänischen Grundgesetz ist für die Ausübung der Sexualität kein spezifisches Recht festgesetzt. Das Recht auf ein Sexualleben gehört zum Recht der Handlungsfreiheit. Unsittliche Lebensweisen, die in der Öffentlichkeit Anstoß erregen, sind im Strafgesetzbuch geregelt. Innerhalb dieses Rahmens steht es allen Menschen frei, Sexualität auf jede erdenkliche Weise auszuüben, soweit die sexuellen Handlungen nicht an sich strafbar sind (Johansen, Thyness og Holm 2001).

Es ist nicht ungewöhnlich, dass Männer Medikamente erhalten, die zu Erektionsproblemen führen, ohne dass über diese Nebenwirkung im Vorhinein informiert wird. Manchen Patienten wird geraten, sie sollten »die Dinge« nach einem Krankenhausaufenthalt »gelassen angehen«, und sie enthalten sich dann – vielleicht ohne jeden Grund – jeglicher sexueller Aktivitäten und nehmen möglicherweise ihr Sexualleben später gar nicht wieder auf. Dies alles nur, weil das Thema im ärztlichen Behandlungsgespräch nicht angesprochen wurde (Johansen, Thyness og Holm 2001).

Verschiedene Krankheiten können die Sexualität beeinträchtigen, wie zum Beispiel Diabetes, Sklerose, zu hoher Blutdruck, Schlaganfälle, Krebserkrankungen, Darmkrankheiten, Rückenmarksschäden, HIV und Aids (Kristensen 2007). Auch ein Herzinfarkt kann zu sexuellen Problemen führen, die typischerweise durch die als Begleiterscheinung auftretende Angst verursacht werden. Es ist bekannt, dass Klienten nach einem Herzinfarkt manchmal Angst davor haben, sexuell aktiv zu werden, obgleich es keine Belege dafür gibt, dass Sex in diesem Fall schädlich sein könnte. Dennoch zeigen ungefähr die Hälfte aller Menschen, die einen Herzinfarkt hinter sich haben, verminderte sexuelle Aktivität (ebd.). Sie – oder ihre Partner – haben eventuell Angst davor, dass die physische Anstrengung bei sexueller Betätigung zu einem weiteren Herzinfarkt führen könnte. Glücklicherweise ist diese Sorge übertrieben, weil zum Beispiel die mit einem Geschlechtsverkehr verbundene Anstrengung mit der vergleichbar ist, die man benötigt, um in ruhigem Tempo die Treppen bis zum dritten Stock hinaufzusteigen. Die Gefahr eines plötzlichen Todes durch einen Herzinfarkt ist nicht größer als bei gesunden Menschen (ebd.). Es gibt sogar Forschungsergebnisse, die darauf hindeuten, dass regelmäßige sexuelle Aktivität zu einer Minderung des Risikos für Herzprobleme beiträgt (Whipple, Knowles a. Davis 2007).

Angst kann also sowohl den Klienten als auch in hohem Maße den Partner beeinträchtigen. Letztere werden leider oft übersehen. In einer Studie über Herzinfarktpatienten machten sich ein Drittel aller Beziehungspartner bereits während der akuten Krankenhausaufnahme über das zukünftige Sexualleben Gedanken, und obgleich sämtliche Befragten sexuelle Sorgen bei der Entlassung aus dem Krankenhaus hatten, erhielten nur etwa 45 % in irgendeiner Form vorab Informationen zum Thema (Graugaard, Møhl og Hertoft 2006).

Bis zu 20 % aller Männer haben Erektionsprobleme nach einem Herzinfarkt. Dafür kann es eine physische Erklärung geben, wie zum Beispiel Durchblutungsstörungen aufgrund von Blutgefäßverkalkungen. Sie können jedoch auch von Angst verursacht und somit psychisch bedingt sein.

Obgleich die Verhältnisse bei Frauen weniger erforscht sind, treten bei ihnen oft Lustmangel und Orgasmusprobleme auf. Hinzu kommt, dass viele Menschen nach einem Herzinfarkt Depressionen entwickeln, die sich häufig ebenfalls negativ auf die sexuelle Aktivität auswirken (Kristensen 2007). Deshalb ist ein biopsychosozialer Zugang zu den sexuellen Herausforderungen essenziell, bei dem nicht nur die biologischen Funktionen, sondern auch andere Faktoren berücksichtigt und bewertet werden. Im Kapitel 5, „Das Recht des Klienten auf Selbstbestimmung", werden eine Reihe von Faktoren eingehender betrachtet.

Es gibt dänische Studien, die belegen, dass nur ein Bruchteil aller Patienten bei Arztbesuchen sexuelle Themen anspricht, obgleich viele Medikamente sexuelle Nebenwirkungen haben können. Wenn dann auch die Ärzte das Thema nicht aufgreifen, hat dies enorme Folgewirkungen. Wie bereits erwähnt, gibt es eine Reihe von Krankheiten, die die Sexualität sowohl physisch als auch psychisch beeinträchtigen können. Ärzte sollten dies auf jeden Fall im Blickfeld behalten und gegebenenfalls ansprechen. Ergänzend können sich die psychologisch ausgebildeten Kollegen mit den psychischen Hürden auseinandersetzen, mit denen Klienten zu kämpfen haben, wenn ihre Krankheit sich auf ihr Selbstbild auswirkt. Obwohl es schwierig sein kann, die Sexualität zum Thema zu machen, wenn man nicht daran gewöhnt ist, sollte dies unbedingt versucht werden – die Erfolge sprechen für sich (Kristensen 2007).

Gut erforscht sind sexuelle Problemstellungen bei psychischen Krankheiten mit affektiven Leiden, psychotischen Krankheiten und Ess- und Persönlichkeitsstörungen. Besonders bekannt sind sexuelle Probleme bei Depressionen und antidepressiver Behandlung. Bei Menschen mit psychotischen Krankheiten und Ess- oder Persönlichkeitsstörungen manifestieren die sexuellen Schwierigkeiten sich meistens als Beziehungsprobleme. Es sollte auch erwähnt werden, dass unter den vielen Menschen mit psychiatrischen Leiden die Anzahl derer, die sexuelle Traumata erlitten haben, überrepräsentiert ist. Es gibt übrigens keine wissenschaftlichen Belege dafür, dass bei Menschen mit psychischen Leiden das Bedürfnis nach Sex und Intimität abhandenkomme (ihre Stigmatisierung ist jedoch groß). Jedoch gibt es Belege dafür, dass sexuelle Begegnungen den Bedarf an Psychopharmaka verringern (Whipple, Knowles a. Davis 2007).

Die meisten Psychopharmaka haben unerwünschte sexuelle Nebenwirkungen, die von Präparat zu Präparat variieren, und viele Menschen setzen aufgrund dessen die Medikamente ab. Bei anti-depressiven Behandlungen liegt der Anteil der Patienten, die sich zu einem vorzeitigen Abbruch der Einnahme entschließen, bei bis zu 90 % (Møhl 2017b), und ungefähr die Hälfte der Klienten, die mit SSRI-Präparaten behandelt werden, haben sexuelle Nebenwirkungen. Der Signalstoff Serotonin, der die gewünschte Wirkung gegen Depression, Angst und Zwangsgedanken hat, ist der Verursacher. Serotonin wirkt sich auf das sexuelle Interesse, die Erregungs- und Orgasmusfähigkeit hemmend aus, da es die Wirkung des Dopamins beeinträchtigt. Meistens zeigt sich dies durch verminderte Lust, geringe Lubrikation oder Erektionsprobleme. Manche Männer haben einen verspäteten Samenerguss, Schmerzen beim Geschlechtsverkehr oder unfreiwillige Samenergüsse ohne Erektion oder sexuelle Erregung.

Das Hormon Prolaktin kann ebenfalls sexuelle Nebenwirkungen haben. Prolaktin wirkt sich hemmend auf die Lust aus, da es die Geschlechtshormone Östrogen und Testosteron unterdrückt. Ein erhöhtes Prolaktinniveau im Körper, zum Beispiel aufgrund der Behandlung mit einem antipsychotisch wirkenden Präparat, hemmt die Bildung der Geschlechtshormone und wirkt sich insofern negativ auf die Lust aus. Abhängig von der Art der verwendeten Produkte und ihrer Dosierung stellen sich bei bis zu 60 % der Klienten, die mit antipsychotischen Medikamenten behandelt werden, sexuelle Nebenwirkungen ein. Insbesondere ältere antipsychotisch wirksame Präparate (z. B. Melleril) verursachen einen Anstieg des Prolaktinspiegels und haben daher häufig Lustlosigkeit zur Folge (Kristensen 2007).

Trotz der bekannten sexuellen Nebenwirkungen untertreiben Ärzte deren Ausmaß viel zu sehr. **In einer Untersuchung antworteten 43 % – beinahe die Hälfte – aller dänischen Hausärzte, dass sie die Patienten unter keinen Umständen über die sexuellen Nebenwirkungen informieren würden,** und beinahe ein Drittel gaben fälschlicherweise an, dass diese Nebenwirkungen selten oder irrelevant seien (Graugaard, Pedersen og Frisch 2015). Manche lehnten es sogar ab, darüber zu sprechen, weil sie fälschlicherweise der Meinung sind, die Nebenwirkungen seien ohnehin unvermeidbar. Glücklicherweise zeigen diese Zahlen auch, dass bei etwas mehr als der Hälfte aller dänischen Ärzte Gespräche über Sex durchaus an der Tagesordnung sind. Es ist wichtig, dass *alle* Ärzte mit ihren Patienten über mögliche sexuelle Nebenwirkungen sprechen, nicht nur, weil dies die Lebensqualität vieler Patienten beeinflusst, sondern auch in Bezug auf die Adhärenz: Es ist wichtig für den Behandlungserfolg, dass die Patienten den professionellen Anweisungen tatsächlich folgen.

Im deutschsprachigen Raum ist es übrigens nicht viel anders: Nur ein Viertel der im Rahmen einer Studie 2010 befragten Hausärzte gab an, im Gespräch mit den Patienten deren Sexualität zu thematisieren (Spielberg 2019). Es ist immer noch so, dass sich viele Menschen, die Fragen in Bezug auf ihre Sexualität haben, aufgrund von Scham oder spezifischen Befürchtungen scheuen, diese Themen und ihre Probleme damit offen anzusprechen. Gleichzeitig sind viele derjenigen, die im Gesundheitsbereich arbeiten, wenig geschult, spezifische Fragen zu sexuellen Thematiken zu stellen (Briken u. Berner 2013). Allerdings zeigte eine Schweizer Studie, dass 90,9 % aller Patienten sich wünschen, dass ihr Arzt sie direkt anspricht, wenn es um Beratung im Hinblick auf sexuelle Gesundheit geht (Meystre-Agustoni et al. 2011). Einer anderen Studie aus der Schweiz zufolge wurden nur 40 % der Befragten irgendwann von einem Arzt auf die Sexualität im Allgemeinen angesprochen. Hingegen fanden 95 % es normal, wenn dieser Sexualprobleme thematisierte. 85 % wurden durch diese Fragen keineswegs peinlich berührt. Nur 15 % hätten sich geniert, aber 75 % von diesen hätten es trotzdem geschätzt, wenn der Arzt diesbezüglich ein offenes Wort an sie gerichtet hätte. Nur etwa ein Viertel der Befragten mit sexuellen Problemen suchte von sich aus einen Arzt auf (April u. Bitzer 2014). Studien mit Krebspatienten zeigen, dass 80 % sich ausdrücklich mehr Informationen zu möglichen Auswirkungen von Krankheit und Behandlung auf ihre Sexualität wünschen, doch nur 20 % haben ihren behandelnden Arzt von sich aus darauf angesprochen (von Sydow u. Seifert 2015).

Manche Ärzte vermeiden es dennoch, sexuelle Themen anzusprechen, weil sie glauben, die Patienten damit zusätzlich zu belasten, wenn sie zum Beispiel die sexuellen Konsequenzen einer medizinischen Behandlung darstellen. Die sexuellen Probleme oder die Unsicherheit über die Folgewirkungen der Krankheit bzw. der Medikamente stellen jedoch an sich schon eine zusätzliche Belastung dar. Kann man einige dieser Probleme erträglicher machen, indem man darüber spricht, bleibt mehr Kraft für die Auseinandersetzung mit den häufig ohnehin verbleibenden Schwierigkeiten. **Auch aus diesem Grund können Gespräche über Sex die Lebensqualität steigern** (ebd.).

Untersuchungen zeigen übrigens, dass sowohl die Masturbation als auch andere sexuelle Aktivitäten das Wohlbefinden auf viele Arten verbessern können: Das Glücksgefühl steigt, Abwehrkräfte werden gestärkt, die Lebenszeit verlängert sich und Schmerzgefühle werden verringert. Dies sind nur einige der positiven Auswirkungen, die sich zeigen, wenn Sexualität gelebt werden kann (Whipple, Knowles a. Davis 2007).

Für sehr viele Menschen stellt die Sexualität einen zentralen Bestandteil ihres Lebens dar und trägt erheblich zur Lebensqualität bei. **Nicht weniger als neun von zehn Dänen im Alter von 16 bis 95 Jahren finden es wichtig oder sogar sehr wichtig, ein gutes Sexualleben zu führen** (Graugaard, Pedersen og Frisch 2015). Infolge einer anderen dänischen Studie geben jedoch auch 69 % der Bevölkerung an, dass sie hin und wieder sexuelle Beschwerden haben. Nur ein geringerer Prozentsatz von diesen begibt sich jedoch deswegen in Behandlung (Møhl 2017a). Nach der Definition der WHO (siehe S. 17) ist sexuelle Gesundheit mehr als nur die Abwesenheit von Krankheit; sie beinhaltet auch die Möglichkeit zu lustvollen sexuellen Erfahrungen. Dennoch ist der Zugang dazu vielen Menschen erschwert, die sexuelle Schwierigkeiten haben. Wird der Sexualität ihr berechtigter Platz im Gesundheitswesen eingeräumt, kann allein dadurch mehr Menschen zu einer besseren Lebensqualität verholfen werden.

Master of Sex

Seit 2013 gibt es in Dänemark die Möglichkeit, einen Master in Sexologie zu absolvieren, der angehenden klinischen Sexualtherapeuten eine solide akademische Grundlage bietet. Seit 2014 ist dies auch in Deutschland an der Hochschule in Merseburg gegeben. Diese Spezialisierungsmöglichkeit sollte jedoch andere im Gesundheitswesen Tätige nicht davon abhalten, Gespräche über Sex zu führen. Auch wenn es erfreulicherweise jetzt die Möglichkeit einer weitergehenden Ausbildung auf diesem Gebiet gibt, darf dies nicht dazu führen, dass alle anderen die Verantwortung für diesen Bereich abgeben. Der Sinn liegt nicht darin, andere Maßnahmen oder die diesbezügliche Weiterbildung aller im Gesundheitswesen beschäftigten Ärzte und Therapeuten auszuschließen – ganz im Gegenteil –, sondern dem Fachpersonal jetzt einen besseren Zugang zu Informationen zu bieten als in der Vergangenheit.

Auch ohne akademische Spezialisierung ist es nützlich, die Zusammenhänge zwischen Sexualität und Gesundheit zu kennen und sich Basiskompetenzen in Bezug auf allgemein vorkommende sexologische Probleme anzueignen. Auch mit kleinen »alltagssexologischen« Maßnahmen lässt sich schon viel bewirken. Dies erfordert jedoch, dass man keine Berührungsangst hat und die Themen offenherzig angeht (Frisch 2012). Kleine Ermunterungen oder ein paar Ratschläge über die positive Bedeutung sexueller Stimulation und Erregung reichen bei einigen Klienten bereits aus, während für andere eine Paartherapie zur Bewältigung von Beziehungsproblemen von Nutzen sein kann. Als behandelnder Therapeut sollte man ein großes Spektrum möglicher Gründe für sexuelle Probleme im Blick haben, beispielsweise anhaltende Affären, Betrug, Lebenskrisen oder physische Krankheiten.

Wenn Fachkräfte imstande sind, mit den Klienten Gespräche über Sexualität zu führen, wirken Zuhören, Verständnis und die volle, empathische Aufmerksamkeit allein schon hilfreich. Klienten, denen zugehört wird, haben größeres Vertrauen in das Behandlungsangebot, das sie erhalten, und sind damit zufriedener. Sie neigen zudem dazu, offener und ehrlicher dem Arzt gegenüber zu sein. Gutes Zuhören ist außerdem ein wesentliches Element bei den entscheidenden »nichtspezifischen« Aspekten der Heilung. Allein durchs Zuhören können Veränderungen beschleunigt werden (Rollnick, Miller og Butler 2009).

In allen Ausbildungen im Gesundheitswesen sollten obligatorische Grundkurse in Sexualwissenschaft etabliert werden, da das Wissen über Sexualität immer relevant ist, wenn menschliche Beziehungen und Fürsorge im Mittelpunkt stehen (Sigaard 2003). Zurzeit muss das interessierte Fachpersonal sich noch entweder selbst in seiner Freizeit in das Thema vertiefen oder eine Spezialausbildung machen. Für die große Gruppe der Angestellten im Gesundheitswesen, die einen erheblichen Teil der Bevölkerung versorgen, wäre eine Zwischenlösung wünschenswert. Die Sexualwissenschaft sollte in den Ausbildungen für das Gesundheitswesen die gleiche Rolle wie andere Fächer spielen, sodass alle in diesem Bereich Tätigen sich ausreichend informiert fühlen und eine positive und umfassende Sicht auf Sexualität entwickeln können. Solange dieses Fach jedoch keinen hohen Stellenwert hat, wird den Mitarbeitern die Erfahrung für Gespräche über Sex fehlen. Diese wiederum führt zu fachlicher Unsicherheit und wirkt sich so indirekt auf die Lebensqualität der Klienten aus.

Die Verantwortung des Therapeuten

Bevor ein Klient sich dazu entschließt, seine sexuellen Probleme einem Therapeuten anzuvertrauen, hat er diesen möglicherweise bereits mithilfe von Fragen zu anderen Themen »getestet«. Auf diese Weise kann ein Klient sich vortasten, um herauszufinden, ob der Behandler für seinen aktuellen Gesprächsbedarf geeignet ist. **Wenn ein Klient den Mut hat, über Sexualität zu sprechen, ist das ein Vertrauensbeweis, und es ist wichtig, dass man diesem mit Respekt begegnet.** Es ist nicht gesichert, dass der Klient sich mit der gleichen Offenheit einer anderen Person anvertrauen könnte, an die man ihn vielleicht gerne weiterverweisen würde (Johansen, Thyness og Holm 2001). Deshalb ist es bedeutsam, dass alle Beschäftigten im Gesundheitswesen, auch Psychologen, in höherem Maße die Verantwortung für diese Aufgabe übernehmen. Dies gilt nicht zuletzt deshalb, weil – wie erwähnt – eine enge Verbindung zwischen der Sexualität und dem psychischen Wohlbefinden besteht. Die Verbindung zwischen Geist und Körper wird in der Sexualität am deutlichsten spürbar, da deren physische Aspekte immer auch Einfluss auf die Psyche haben und psychische Probleme sich umgekehrt auch physisch niederschlagen können (Moser a. Devereux 2012).

Vielen Menschen mag es schwerfallen, sich einem Thema zu öffnen, das unkonventionelle, ja sogar scheinbar irrationale Seiten hat, das gefährlich oder verrückt anmuten mag. Sex kann jedoch in der Tat sehr vielfältig sein, und wie wir später sehen werden, kann die Sexualität einen Gegenpol zum im Übrigen relativ vernunftgeprägten Leben eines Menschen bilden (siehe Kap. 6, „Sex im Kontext"). Es gibt jedoch nicht wenige Menschen, die sich ihrer sexuellen Gedanken und Gefühle schämen und Angst davor haben, als abartig oder pervers abgestempelt zu werden. Dies gilt besonders dann, wenn sie stark darum bemüht sind, kultiviert zu erscheinen.

Die Verantwortung für die Einleitung eines Gesprächs über Sex trägt insofern der Therapeut. Es kann nicht davon ausgegangen werden, dass der Klient das Thema anspricht. Dieser empfindet es vielleicht als sehr privat oder hat Angst, abgewiesen oder nicht gewürdigt zu werden. Es kann für diesen eine große Hilfe sein, zu wissen, dass alle Menschen im Hinblick auf ihre Sexualität verschieden sind. Niemals weisen zwei Menschen genau das gleiche sexuelle Profil auf. Deshalb verlaufen auch Gespräche über Sex immer unterschiedlich.

3 VOM NOTWENDIGEN ZUM GUTEN GESPRÄCH

Don't decoy, avoid, or make void the topic

Cuz that ain't gonna stop it

SALT-N-PEPA – LET'S TALK ABOUT SEX

Eine Hauptregel besagt, dass der Therapeut das Eis brechen und die Initiative zu einem Gespräch über Sex ergreifen muss. Auf diese Weise wird signalisiert, dass es in Ordnung ist, das Thema ernst zu nehmen und ihm einen bedeutsamen Stellenwert in der Behandlung zuzuweisen. So fühlt ein Klient sich auch mit seinen spezifischen sexuellen Bedürfnissen wahrgenommen. Genauso, wie man im Verlauf der ersten Konsultation den Klienten nach seinem familiären Hintergrund, der Arbeitssituation und anderen persönlichen Dingen befragt, kann man zum Beispiel sagen, dass man auch gern etwas über seine Sexualität und eventuell das Zusammenleben mit einem Partner erfahren würde. Um dem Klienten jedoch nicht ein Thema überzustülpen, sollte vorab die Erlaubnis des Klienten dazu eingeholt werden.

Beispiele dafür, wie der Therapeut das Gespräch einleiten und auf die verschiedenen Antworten des Klienten reagieren könnte:

Therapeut »Ich würde im Laufe dieses Gesprächs auch gerne Ihre sexuellen Erfahrungen ansprechen, wenn das für Sie in Ordnung wäre?«

Klient »Ja, darüber können wir sprechen.« (Zustimmung)

Klient »Ach, ich weiß nicht, ob ich das jetzt schon möchte.« (Der Widerstand kann eventuell näher untersucht werden.)

Klient »Nein, das will ich nicht, das ist mir zu privat.« (Der Klient möchte nicht über Sex sprechen.)

Es ist wichtig, dass der Therapeut Sensibilität für das aufbringt, was möglicherweise zwischen den Zeilen gesagt wird. Manche Klienten können die Einladung, über Sex zu sprechen, nicht sofort annehmen, sondern brauchen etwas Anlauf, um über ein Thema zu sprechen, das aus unterschiedlichen Gründen heikel sein kann. Man sollte versuchen, die Nuancen herauszuhören und nachzufragen, wenn man sich nicht sicher ist, damit der Klient die Möglichkeit erhält, in aller Ruhe und in seinem eigenen Tempo das zu sagen, was er äußern möchte. Diese offene und nichtfokussierte Art des Zuhörens ermöglicht es, auf mehreren Ebenen zu lauschen. Auf diese Weise lässt sich ergründen, ob der Klient zum Beispiel mit »mehreren Stimmen« gleichzeitig spricht, in denen unterschiedliche und manchmal widersprüchliche Botschaften zum Ausdruck kommen mögen (Møhl og Simonsen 2017b).

Herauszufinden, wann der richtige Zeitpunkt gekommen ist, um über Sexualität zu sprechen, ist sicherlich eine Kunst und erfordert sensible Aufmerksamkeit und Erfahrung. Im Erstgespräch steht man oft unter Zeitdruck, aber es ist dennoch möglich, die Sexualität des Klienten oder das Sexualleben eines Paares kurz zu thematisieren, ohne dabei ins Detail zu gehen. Perel (2010) spricht sich dafür aus, in der Psychotherapie auf das Sexualleben eines Paares als Erstes in einer Konsultation einzugehen, weil man auf diese Weise schnell Einsichten in die emotionalen Verhältnisse und die Beziehungsdynamik zwischen zwei Menschen erhält. Dies mag auf manche Menschen radikal wirken, während andere es als ganz natürlich empfinden. Das macht Gespräche über Sex so interessant: Allgemeingültige Richtlinien dafür aufzustellen, wie oder wann genau ein Gespräch über Sex stattfinden sollte, ist nicht möglich; der Einzelne muss herausfinden, was der beste Einstieg ist, damit das Gespräch sich so entspannt wie möglich entwickeln kann. Um über die Form eines Gesprächs nachzudenken, bietet sich ein Einstieg wie die folgenden an:

- Welche Entwicklung nähme ein schlechtes Gespräch über Sex?
- Was müsste man als Fachperson tun, damit es wirklich danebenginge?
- Was sagt dies darüber aus, was für ein gutes Gespräch über Sex erforderlich ist?

Das Thema bereits im ersten oder spätestens zweiten Therapiegespräch einzubringen, genauso wie andere typische Fragestellungen der Einstiegsphase, ist auch bei Einzelklienten sinnvoll. Sex ist ebenso wie andere Themen ein legitimer Gesprächsgegenstand, und dies signalisiert man dadurch, dass man ihn konkret benennt. Auch wenn es sich nur um einige einleitende Bemerkungen handelt, schafft man so den Raum für weitergehende Gespräche, sobald die therapeutische Allianz sich vertieft hat.

Die Forschung zeigt übrigens, dass die therapeutische Allianz, d. h. die auf Vertrauen basierende stabile und tiefgehende Beziehung zwischen dem Klienten und dem Therapeuten, durch eine Einbeziehung des Sexuallebens des Klienten in das Gespräch gestärkt wird (Graugaard, Møhl og Hertoft 2006). Zahlreiche Studien belegen, dass eben diese therapeutische Allianz von entscheidender Bedeutung für die Wirksamkeit einer Psychotherapie ist (Møhl 2017b).

Oft möchte der Therapeut eigentlich gerne über Sex sprechen, vermeidet aber dessen Erwähnung, weil er seine fachlichen Kompetenzen nicht für ausreichend hält oder nicht weiß, welche hilfreichen Fragen er stellen könnte. In diesem Fall ist wichtig zu wissen: Der fachliche Werkzeugkasten muss nicht bis zum Rand mit Wissen über Sexualität, sexuelle Dysfunktionen oder Sexualtherapie gefüllt sein, bevor man sich in einem Gespräch auf das Thema einlassen kann (Bay-Hansen 2014)! Man muss wie gesagt kein Spezialist in klinischer Sexologie sein, um gute Gespräche über Sex führen zu können – es gibt jedoch auch keine Obergrenze dafür, wie umfangreich die eigenen Kenntnisse ausfallen dürfen …

In erster Linie sollte der Klient eine offene und neugierige Einstellung bei seinem Gesprächspartner vorfinden – einem Großteil aller Klienten ist damit bereits geholfen. Eine wichtige Voraussetzung dafür ist, dass der Therapeut motiviert ist und den Mut besitzt, mit diesem Thema zu arbeiten. **Diese Einstellung ist wichtiger als die jeweilige konkrete Frage.**

Die professionelle Einstellung

Wie generell im Gesundheitswesen sollte der Therapeut den Klienten natürlich als ganzen Menschen behandeln und das Sexualleben somit als ein legitimes und naheliegendes Thema betrachten und in die Konsultation integrieren. Wenn man zu Beginn etwas allgemein über das Thema spricht, ist es später einfacher, das Gespräch wieder aufzunehmen. So respektiert man zugleich die Grenzen des Klienten.

Um ein gutes Gespräch über Sex führen zu können, muss der Therapeut in der Lage sein, den Klienten einzuladen, aktiv über seine eigene Situation nachzudenken. Er sollte ihm zuhören können, fragen, untersuchen, beobachten und dabei von der Grundeinstellung ausgehen, dass der Klient selbst weiß, worin das Problem besteht (Møhl og Simonsen 2017b). Der Therapeut stellt daher seine Fragen am besten aus einer Position des Nichtwissens heraus. Solche Fragen führen oft zu unvorhersehbaren Antworten und weiten den Blick für Unbekanntes. Sie öffnen den Raum dafür, dass Klienten auf etwas »noch nicht Gesagtes« stoßen können (Anderson a. Goolishian 1992). Gesprächstherapie zielt darauf ab, dass der Klient die Möglichkeit erhält, seine Gedanken und Gefühle auszudrücken, um neue Einsichten zu gewinnen. Das Gleiche gilt selbstverständlich auch dann, wenn es um Sex geht. Im Folgenden ein paar Fragen zur Selbstreflexion.

- Welches Ereignis in Ihrem bisherigen Sexualleben würden Sie als herausragend beschreiben? Was machte dieses zu einem so herausragenden Ereignis für Sie?
- Falls Sie bisher noch keine besonderen Erlebnisse gehabt haben, wie stellen Sie sich ein herausragendes sexuelles Erlebnis vor?

Blinde Flecken und unbekannte Bereiche wird es immer geben, wenn es um die Sexualität einer bestimmten Person geht. Obgleich der Klient Experte seines eigenen Gefühlslebens und seiner Gedankenwelt ist, können manche Fragen Antworten hervorlocken, die er ohne diesen Anstoß nicht hätte geben können. Es gibt mit anderen Worten zwei Experten in diesem Gespräch: Der Klient ist der Experte in Bezug auf sein eigenes Leben, seine Gedanken und Gefühle, und der Therapeut ist der Experte für theoretisches Wissen und fachliches Handwerk.

So wie jede Beratung ist auch jedes Gespräch über Sex ein neues Experiment, eine neue Möglichkeit, kompetenter zu werden, und eine neue Chance, etwas von eben diesem Klienten zu lernen, der einem gerade gegenübersitzt. Die professionelle Interaktion zwischen dem Therapeuten und dem Klienten ist so komplex und so stark von subjektiven Faktoren abhängig, dass man dafür keine einfachen Formeln aufstellen kann (Juul 1996). Keine Theorie kann die Sexualität aller Menschen einschließen, und kein Modell ist universell anwendbar, weil die Sexualität eines jeden Menschen einzigartig ist.

Fragen sind hingegen sehr fruchtbar, weil sie den Klienten dazu anregen, sein eigenes erotisches Profil näher zu erkunden, und hier gibt es keine objektiven oder richtigen, sondern nur subjektive Antworten. Die Fragen müssen nicht einmal von den Klienten beantwortet werden, um eine Wirkung zu erzielen. Manche Fragen erfordern Zeit, über manche Fragen muss erst nachgedacht werden und die Antworten sind nicht immer sofort bewusst zugänglich. Ein paar Beispiele sind im Folgenden aufgeführt.

- Gibt es sexuelle Erfahrungen, die Sie noch nicht gemacht haben und die Sie gern machen würden?
- Wissen Sie, was Sie möglicherweise davon abhält?

- Teilen Sie Ihre sexuellen Fantasien mit jemandem?
- Wenn Sie in die Vergangenheit vor der Zeit Ihres ersten sexuellen Erlebnisses zurückreisen und sich selbst einen Rat geben könnten, was wäre dieser Rat?
- Wissen Sie, welche Charakterzüge Sie bei einem anderen Menschen besonders anziehen? Was könnten diese Charakterzüge Ihnen über Ihre persönliche Geschichte aussagen?

Es ist bekannt, dass Faktoren wie das Gefühl, gesehen, gehört und ernst genommen zu werden, sich erleichternd und heilend auf den Klienten auswirken. Der Therapeut stellt einen sicheren Raum her, damit der Klient den Mut bekommt, sich zu öffnen. Intensives, aufmerksames Zuhören, bei dem man zwischendurch klärende Fragen stellt, signalisiert Interesse und auch mentale Anwesenheit. Die Art und Weise, wie der Klient adressiert wird, sollte so gut wie möglich auf seinen kulturellen Hintergrund, das Alter und die Lebenssituation abgestimmt sein, und eine ähnliche Sensibilität sollte auch gegenüber Menschen aus anderen Kulturen als der eigenen gezeigt werden. Eine der wichtigsten Aufgaben während der einleitenden Gespräche ist es, eine Allianz mit dem Klienten herzustellen, d. h. Vertraulichkeit zuzusichern und Vertrauen zu gewinnen. Indem dem Klienten aktiv kommuniziert wird, dass seine Reaktionen, Gefühle, Gedanken und Verhaltensweisen sinnvoll und verständlich sind, wird ebenfalls signalisiert, dass man weitgehend frei von Vorurteilen ist und möglichst nicht urteilt (Møhl og Simonsen 2017a). Eine vorurteilsfreie Einstellung ist für Gespräche über die Sexualität entscheidend. (Weiteres dazu im Abschnitt „Haben Sie Geduld mit sich selbst!“, S. 58.)

Das Tabu brechen

Möchte man ein Gespräch über Sex einleiten, kann ein hinführender Weg sein, diese Absicht auszusprechen. Man kann erwähnen, dass Sex für manche Menschen ein sehr privates Thema ist und dass es deshalb schwierig sein kann, darüber zu sprechen. Eine derartige

Einleitung hilft einerseits, das Eis zu brechen, und stellt andererseits einen Anlass für gute Fragen und Antworten dar.

> **Beispiele für Einleitungen zu einem Gespräch über Sex:**
>
> »Als Therapeut bin ich es gewohnt, genauso wie über andere Themen auch über Sexualität zu sprechen. Ich weiß, dass es wichtig ist, einen Freiraum angeboten zu bekommen, in dem man darüber sprechen kann. Wenn Sie das Gefühl haben, dass es für Sie relevant wäre, ist Sex daher auch etwas, was wir hier bereden können.«
>
> »Es kann schwierig sein, über Sex zu sprechen, weil das Thema mit so vielen Tabus belegt ist. Geht Ihnen das auch so?«
>
> »Es kann schwierig sein, über ein tabuisiertes Thema wie Sex zu reden, da Sie mich ja noch nicht so gut kennen. Aber Sie dürfen das Thema immer gern ansprechen, wenn Sie möchten. Es kann sehr wohl sein, dass ich es auch später im Verlauf der Behandlung wieder aufnehmen werde.«

Die Beispiele zeigen, wie man ein Gespräch einleiten kann. Indem man auf einer allgemeinen Ebene beginnt, macht man Sex zu einem allgemeingültigen Anliegen und nicht zu einer Privatsache zwischen dem Therapeuten und dem Klienten. Generalisierungen von sexuellen Problemen können in vielen Fällen eine gute Hilfestellung darstellen (Sigaard 2003).

In einem Paargespräch kann man einleitend fragen, wie es mit der Sexualität der beiden Partner aussieht. In diesem Fall ist es wichtig, dass man Fallgruben vermeidet wie die, dass die Quantität der Begegnung statt der Qualität im Vordergrund stehe. Klienten werden von sich aus oft die Häufigkeit sexueller Kontakte ansprechen; in diesem Fall ist es sinnvoll, genauer nachzufragen und die Bedeutung des Sexuallebens für jeden Einzelnen zu ermitteln. Abhängig von der Problematik des Paares kann man die Klienten eventuell in getrennten Gesprächen befragen. Doch in der Regel sind Gespräche ergiebiger, wenn man die Partner während einer gemeinsamen Konsultation beobachten kann.

> Weitere Beispiele für Einleitungen zu Gesprächen über Sex:
>
> »Ich berate viele Paare mit Problemen, die von Kommunikationsschwierigkeiten bis hin zu schwierigen Konflikten reichen. Als Teil der einleitenden Gespräche zu Beginn einer Paartherapie stelle ich auch immer Fragen zu sexuellen Themen. Ich hoffe, dass das für Sie in Ordnung ist.«
>
> »In den Medien überwiegen Schilderungen davon, wie oft ein Paar im Durchschnitt Sex hat. Ich interessiere mich eher dafür, was Ihre Zufriedenheit oder fehlende Zufriedenheit ausmacht, wenn Sie gemeinsam sexuell aktiv sind. Weniger dafür, wie häufig Sie gemeinsam Sex haben. Damit meine ich: Es geht darum, was Ihnen jeweils Freude oder Spaß macht, und nicht darum, was Sie ›leisten‹.«

Auf solche einleitenden Fragen hin können viele Reaktionen auftreten, die weiterführen. Es bietet sich an, dies in einer Gesprächstherapie zu tun, da Zeit und Geduld erforderlich sind, wenn man die sexuellen Gedanken und Wünsche anderer Menschen ergründen will. Aktives Zuhören, Neugier und Interesse an den individuellen Erfahrungen sind wichtige Hilfsmittel für die weitere Entwicklung des Gesprächs.

Fragen nach den guten sexuellen Erfahrungen zu stellen, die der Klient mit einem Partner oder mit sich selbst gemacht hat, ist ebenfalls ein bewährtes Mittel. Für einige Klienten können großartige sexuelle Erlebnisse eine Möglichkeit darstellen, neue Informationen über sich selbst zu gewinnen. Andere können diese Erlebnisse als Inspiration für zukünftige Aktivitäten nutzen (Morin 1995). Falls noch keine guten oder erfüllenden Erfahrungen gemacht wurden, kann man sich der Fantasie bedienen. Versuchen Sie es selbst mit einem Gedankenexperiment:

> »Lassen Sie den Gedanken an eine Fantasie zu, die Sie wirklich erregt. Die Fantasie muss keinen Geschlechtsverkehr zum Inhalt haben und sie braucht auch nicht dramatisch oder sensationell zu sein – sie kann ganz einfach wirken und Sie dennoch sehr erregen. Es ist Ihre Fantasie – und Ihre Entscheidung.«

Vielleicht spüren Sie, wie diese Fantasie etwas in Ihrem innersten Wesen berührt. Unsere Sehnsüchte und Fantasien können uns viel über unser sexuelles Profil verraten (Morin 1995). Eine der wirkungsvollsten Arten, in die Mysterien der Sexualität einzutauchen, ist es, sich an seine erregendsten und intensivsten sexuellen Erfahrungen zu erinnern und etwas Zeit darauf zu verwenden, diese zu entschlüsseln.

Übung macht den Meister

Ist man es nicht gewohnt, über Sex zu sprechen, braucht man zwar etwas Übung, aber diese Fertigkeit lässt sich schnell erlernen. Meist hat der Klient selbst ein gutes Gefühl dafür, worin sein Problem besteht. Sobald man den Versuch unternimmt, laut darüber nachzudenken oder etwas zu interpretieren, erhält man meist umgehend eine Rückmeldung darüber, wie präzise diese Deutung war, und nach und nach verbessert der Therapeut so seine Fertigkeiten (Rollnick, Miller og Butler 2009).

Um ein Gespräch über Sex frei von Vorurteilen führen zu können, muss sich der Therapeut darin üben, obwohl es Unsicherheit und vielleicht sogar Angst auslösen kann. Auf diese Weise macht er sich mit sexuellen Themen, Ausdrucksformen und Variationen vertraut. Je mehr Wissen und Erfahrung man sich in Gesprächen über Sex aneignet, desto nuancenreicher entwickeln sich die eigenen Einstellungen dazu (Johansen, Thyness og Holm 2001). Auf diese Weise rüstet sich der Therapeut dafür, professionelle Gespräche über Sex führen zu können.

Bei fehlender Erfahrung ist es sinnvoll, sich zunächst zum Beispiel mit Kollegen darin zu üben. Diese Art der Vorbereitung kann nicht nur hilfreich, sondern auch vergnüglich sein. In einer sicheren Umgebung kann man sich ausprobieren und üben, welche Worte man gern benutzen möchte. Es ist wichtig, für sich selbst herauszufinden, was sich gut für einen anfühlt. Solange man gewillt ist, auf angemessene Weise über Sexualität zu sprechen, kann man als Vorbild für andere fungieren, d. h. über Sex reden, ohne dabei ungeschickt zu wirken. **Eine eingehende inhaltliche Auseinandersetzung mit dem Thema ist ebenfalls wertvoll, d. h., dass man in unterschiedlichen**

Zusammenhängen mehr darüber liest und spricht, sodass Sex als Gesprächsinhalt mit der Zeit immer selbstverständlicher wird. Viele Menschen machen die Erfahrung, dass ihnen Worte und Begriffe fehlen. Die Wahrheit ist häufig eher die, dass ihnen nicht die Worte fehlen, sondern dass es ihnen an Übung und Mut mangelt, die vorhandenen Worte auszusprechen (Sigaard 2003).

Es kann jedoch auch das Gefühl entstehen, dass tatsächlich annehmbare Begriffe fehlen. In vielen Fällen steht man vor der Wahl zwischen den lateinischen Fachbegriffen, die klinisch und kalt wirken können (Vulva, Penis, Anus usw.), und den eher umgangssprachlichen Ausdrücken (Scheide, Muschi, Ritze, Pimmel, Pipimann, Schwanz usw.), die entweder kindlich oder vulgär wirken. Welche Wörter man benutzt, hängt in hohem Maße davon ab, wer man ist und welcher Klient einem gegenübersitzt. Deshalb ist es sinnvoll, eine behutsame Herangehensweise auszuprobieren und sich langsam vorzutasten, indem man mit Wörtern wie »Geschlechtsleben« und »Intimität« beginnt. Alle Menschen sind verschieden und haben unterschiedliche Erfahrungen, Bedürfnisse und Hintergründe, die sich auf ihre Auffassung von Sexualität auswirken. Das Reden darüber erfordert Fingerspitzengefühl und Klarheit darüber, mit welcher Sprache man selbst sich wohlfühlt. Allmählich wird man mit der Verwendung der vielfältigen Ausdrücke immer besser zurechtkommen, und die eigene Natürlichkeit und Entspanntheit wird sich positiv auf den Klienten auswirken.

Es ist nicht ungewöhnlich, dass Klienten sich poetisch oder aber bombastisch ausdrücken, aber das bedeutet nicht, dass der Therapeut seine Sprache ändern sollte. Die Klienten sollten ihre eigene Sprache benutzen dürfen, ohne dass der Therapeut deshalb seine Sprache ändern muss (Sigaard 2003).

Fünf schnelle Tipps für ein gutes Gespräch über Sex:

- Gehen Sie davon aus, dass alle Menschen zu allem fähig sind. Zum Beispiel müssen »die erotische Ausstrahlung« und die sexuelle Erfahrung eines Menschen einander nicht entsprechen: Ein Mann, der mit einer Frau verheiratet ist, muss sich zum Beispiel nicht zwingend nur von Frauen angezogen fühlen.

- Der professionelle Sprachgebrauch sollte neutral sein. Erkundigt man sich zum Beispiel nach dem Partner einer Person, ist es sinnvoll, inklusive Formulierungen wie »Partner oder Partnerin« zu benutzen, statt davon auszugehen, dass der Klient heterosexuell *ist*, weil er für mich »heterosexuell aussieht«. Es gibt für unterschiedliche sexuelle Neigungen kein dementsprechendes Aussehen.
- Alle Themen sind gleichwertig, und es gibt nur subjektive Wahrheiten.
- Versuchen Sie zu beschreiben und nicht zu bewerten. Urteilen Sie zu schnell, behindert dies die Aufmerksamkeit. Verwenden Sie viel Zeit auf die Beschreibung; zu schnelles Urteilen ist eine Fallgrube. Man kann auf der Ebene der Beschreibung bleiben, indem man paraphrasiert oder nachfragt: »Können Sie mir etwas mehr darüber erzählen?«
- Man muss zu den eigenen Gedanken Distanz schaffen und die eigenen Annahmen kritisch betrachten können, sonst ist man schnell in Vorurteilen befangen und die Neugier lässt nach.

Es wird auch passieren, dass Klienten sexuelle Probleme auf eine indirekte Art erwähnen, sodass der Therapeut zwischen den Zeilen lesen können muss. Ein Klient könnte beispielsweise einen Kommentar über die vielen Bücher zum Thema Sex machen, die im Sprechzimmer stehen. Es ist wichtig, dass man gegenüber derartigen kleinen und scheinbar beiläufigen Bemerkungen sensibel bleibt. Es ist nicht zu erwarten, dass Klienten ihre Probleme genau und eindeutig artikulieren, und man sollte sich immer wieder daran erinnern, wie man über seine eigene Sexualität spricht (Johansen, Thyness og Holm 2001).

Neutralität

Der Therapieraum sollte der Ort sein, an dem Klienten ihren Präferenzen, ihrer Sexualität und Geschlechtsidentität Ausdruck verleihen können, ohne Vorurteilen zu begegnen und ohne gesagt zu bekommen, wer sie sein sollten oder was »natürlich« sei. Selbstverständlich hört, sieht oder spürt der Therapeut möglicherweise eine bestimmte Tendenz, aber diese Mutmaßungen sollten in einem inneren Dialog in Form von Hypothesen gestellt werden, welche die Fragen in eine bestimmte Richtung leiten können. Sobald der Klient etwas anderes andeutet, muss der Therapeut seine Gedankengänge ändern und seine Hypothese fallen lassen, um nicht an seiner vorgefassten Meinung hängenzubleiben. Es ist wichtig, dass er so neutral wie überhaupt möglich bleibt. **Vorurteile sind das Ende der Neugier.**

Um Ihre eigene Haltung besser kennenzulernen, ist es hilfreich, die im Folgenden zusammengestellten Fragen für sich zu beantworten. Schauen Sie Ihre Antworten anschließend genauer an – sie werden sicherlich einige neue Erkenntnisse über sich und Ihre Einstellungen gewinnen.

- Bei welchen Themen fällt es Ihnen am schwersten, neutral zu bleiben?
- Wann machen sich Ihre eigenen Einstellungen und Vorurteile bemerkbar?
- Fällt Ihnen auf, wann Sie voreingenommen sind, und können Sie dann Ihren eigenen Gedankenfluss abstellen und sich erneut auf die Geschichte des Klienten konzentrieren?
- Denken Sie daran, dass der Klient am besten weiß, wo das Problem liegt.

Klienten machen manchmal die Erfahrung, dass sich die Lösungen von allein einstellen, wenn ihnen Fragen gestellt werden, die dazu einladen, verschiedene Möglichkeiten zu erwägen. Idealerweise sorgt man als Therapeut für eine unterstützende Atmosphäre, in der man dem Impuls zur schnellen Problemlösung widersteht und keine leitenden Fragen stellt. Man kann höchstens den Auswahlprozess unterstützen, indem man eine Reihe von weiteren zielgerichteten Fragen stellt, sodass der Klient nachspüren kann, ob eine Wahl sich richtig anfühlt. Das Gespräch sollte idealerweise als Einladung erlebt werden, verschiedene Wahl- und Änderungsmöglichkeiten zu erwägen (Rollnick, Miller og Butler 2009).

Dabei Neutralität zu üben ist wesentlich; dennoch werden die Persönlichkeit und zum Beispiel der akademische Hintergrund den gestellten Fragen unvermeidlich eine bestimmte Richtung geben. Die

Erkenntnis, dass die eigenen Normen und Werte und die »Brille«, durch die man als professioneller Therapeut die Dinge betrachtet, auch die Gespräche über Sex beeinflussen, ist wichtig. Daher sind Introspektion und gründliche Reflexion wichtige Voraussetzungen für gute Gespräche. Mit dem Wort »Neutralität« ist jedoch nicht gemeint, dass alles erlaubt ist und man keine eigene Meinung haben darf! Aber in dem Maße, in dem man frei von Vorurteilen ist, hat man die Chance, die eigenen Einstellungen genauer zu untersuchen und schrittweise im Laufe der Zeit eine ethische Perspektive einzunehmen, die einen Leitfaden für die weitere Arbeit mit der sexuellen Vielfalt darstellt (Morin 1995).

Der neutrale Ansatz bedeutet auch nicht, dass der Therapeut den Klienten lediglich auffordert, seine eigene Position zu akzeptieren. Schließlich ist der Klient bei ihm, weil er um Hilfe bittet und Veränderungen in seinem Leben bewirken möchte (Møhl og Simonsen 2017a). Ein unterstützender Ansatz, der zugleich in dem Sinne neutral ist, als dass er vorurteilslos ist, erweist sich für Gespräche über Sex als optimal. Diese Art der Neutralität erfordert wie gesagt Selbstkenntnis und Selbstreflexion. Indem man gezielt die Aufmerksamkeit auf den eigenen inneren Dialog lenkt, kann man sich selbst herausfordern und lernen, eigene Werte und die persönlichen moralischen Maßstäbe zu hinterfragen. Manchmal ist es notwendig, dass der innere Redeschwall ganz zum Schweigen kommt, um dem Klienten die volle Aufmerksamkeit widmen zu können. Man kann leicht in die Fallgrube stolpern, schon an den nächsten Schritt zu denken, während man sich nach außen den Anschein des Zuhörens gibt (Rollnick, Miller og Butler 2009).

> Folgende Fragen können für den Therapeuten ein guter Ausgangspunkt für ein besseres Selbstverständnis sein (inspiriert durch Clement 2015):
>
> - Wenn Sie nur einen Satz dazu aufschreiben könnten, welches Verständnis von Sexualität Sie in Ihrem Elternhaus erlebt haben, wie würde dieser lauten?
> - Können Sie sich daran erinnern, wie Sie Ihre eigene Sexualität entdeckt haben?

- Wie wurde in Ihrem Zuhause über Mädchen und Jungen gesprochen?
- Eine gängige Haltung bei vielen Menschen ist, dass alles erlaubt ist, wenn es sich zwischen zwei erwachsenen Menschen im gegenseitigen Einvernehmen abspielt. Teilen Sie diese Einstellung? Oder gibt es gewisse Handlungen, die Sie als inakzeptabel ansehen, obwohl die Beteiligten diese im Einvernehmen ausführen? Welche?
- Wie glauben Sie werden Ihre Antworten auf diese Fragen Ihre Einstellung während Ihrer Arbeit beeinflussen?

Einige der obigen Fragen können ganz persönlich beantwortet werden, andere lassen sich auch aus einer umfassenderen Perspektive betrachten. Zum Beispiel kann die Frage »Wie wurde in Ihrem Elternhaus über Mädchen und Jungen gesprochen?« auf eine gesellschaftliche Ebene gehoben werden: »Wie sprechen wir allgemein über Frauen und Männer?« Nicht selten begegnet man »universalen« Einstellungen, wie zum Beispiel derjenigen, dass Männer »vom Mars« und Frauen »von der Venus« seien, dass sie völlig gegensätzlich seien und dass es ihnen schwerfalle, miteinander zu reden, weil sie verschiedene Sprachen sprächen.

Es ist ein Mythos, dass die beiden Geschlechter von verschiedenen Planeten stammen. Selbst wenn man dies nur metaphorisch meint und mit einem Augenzwinkern sagt, ist diese Behauptung aus mehreren Gründen problematisch, nicht zuletzt aufgrund der großen Variation in den menschlichen Geschlechteridentitäten, die sich auf einem Kontinuum befinden und nicht in zwei streng getrennte Kategorien aufteilen lassen. **Mythen sind kognitive Gefängnisse** (Clement 2016). Es gibt große Unterschiede im subjektiven Erleben dessen, was es bedeutet, zum Beispiel ein Mann oder eine Frau zu sein. Diese Tatsache fordert die Vorurteile und die Fähigkeiten, sich dem Unerwarteten zu stellen, heraus, wenn der Klient nicht den traditionellen Vorstellungen entspricht (Garde 2017). Es ist nicht das Ziel herauszufinden, »wie Männer sind« oder »wie Frauen sind«, sondern zu verstehen, was den individuellen Klienten ausmacht. Außerdem stammen wir alle vom Planeten Erde ab.

4 HABEN SIE SCHON VORURTEILE ODER HÖREN SIE NOCH ZU?

Alle Menschen haben Grenzen dafür, was ihnen in Gesprächen mit anderen Menschen angenehm ist, und auch als professioneller Therapeut kann man seinen eigenen Limitierungen begegnen. Manchmal bemerkt man dies vielleicht erst, wenn die Grenze schon überschritten ist. Das Positive daran: spätestens zu diesem Zeitpunkt erkennt man seine eigenen sensiblen Bereiche. Manchen Therapeuten ist es unangenehm, über Sex zu sprechen, weil Fragen oder Probleme ihres eigenen Lebens berührt werden, die sie noch nicht bearbeitet haben (Fonagy 2008). In diesem Fall kann eine eigene Therapie oder eine Supervision von Vorteil sein. Ganz allgemein sind eine Supervision und/oder die eigene Therapie nicht zuletzt deshalb empfehlenswert, weil persönliche Problemstellungen einen Einfluss auf das professionelle Verhalten haben können. Die Sexualität ist ein Thema, das oft etwas sehr Grundlegendes und Privates in uns berührt, und manchen Menschen ist es unangenehm, über Sexualität mit anderen zu sprechen, wenn sie keine Erfahrung darin haben, über ihre eigene Sexualität zu sprechen. Deswegen kann die nächste Übung als Denkanstoß genutzt werden, sich mit sich selbst auseinanderzusetzen, ohne sich mit einem anderen Menschen konfrontieren zu müssen. Dies ermöglicht es Ihnen, mögliche blinde Flecke bei sich selbst aufzudecken, die Sie sonst vielleicht mit in Ihre Arbeit hineintragen würden. So fällt es Ihnen leichter, bei bestimmten Themen neutral zu bleiben.

> »Sie erhalten einen Gesprächstermin bei einem Therapeuten mit sexologischem Fachwissen geschenkt, und niemand weiß etwas davon. Worüber würden Sie gern sprechen?«
> (Clement 2015)

Hat man eigene unbearbeitete sexuelle Probleme, kann es schwierig werden, einem Klienten zu helfen, der sich in einer ähnlichen Situation befindet. Der Wunsch, die eigenen Themen auf Abstand zu halten, kann dazu führen, dass man dies mit ähnlichen Problemen bei anderen ebenfalls versucht. **Unsere eigenen Gefühle und Einstellungen stellen wahrscheinlich das wichtigste Hindernis für das Gespräch dar** (Sigaard 2003). Eine fachliche Anleitung und/oder Supervision, bei der man die Möglichkeit hat, sich seinen eigenen Grenzen und Einstellungen zu stellen, ist absolut notwendig.

Es besteht auch die Gefahr, dass man sich zu stark mit seinem Klienten identifiziert und ihm eigene Gefühle zuspricht, für die es aber eigentlich bei ihm keine Anhaltspunkte gibt. Auf diese Weise riskiert man, dass man damit beschäftigt ist, die eigenen Probleme und nicht diejenigen des Klienten zu lösen (Johansen, Thyness og Holm 2001). Dies kann dazu führen, dass man in Gesprächen über Sex unsicher und nervös wird, was wiederum den Klienten derart beeinflussen kann, dass es diesem nicht möglich ist, sich zu öffnen. Mit anderen Worten: Es entsteht ein Teufelskreis.

Manche Therapeuten haben Angst davor, was ihre Kollegen davon halten könnten, wenn sie sexuelle Themen ansprechen. Es ist vorgekommen, dass manchen, die sich mit diesem Thema professionell beschäftigen, falsche Motive unterstellt worden sind, zum Beispiel dass sie auf Sex fixiert seien. Diese Beschuldigungen wären vermeidbar gewesen, wenn das Thema Sexualität routinemäßig auf die Tagesordnung gesetzt würde. Grundsätzlich ist es Aufgabe der Leitung einer Gesundheitsinstitution, dafür zu sorgen, dass das Personal an Besprechungen über Sexualität und darüber, wie man sich bereits vor ihrem Entstehen den verschiedenen Problempunkten gegenüber verhält (ebd.), teilnimmt. Wenn also die Sexualität auf die Tagesordnung gesetzt wird, übt sich das Personal automatisch darin, über das Thema zu sprechen.

> Lernen Sie Ihre eigenen Fallgruben und Schwächen kennen:
> - Welche Themen vermeide ich?
> - Welche Themen machen mich unsicher?
> - Bei welchen Themen fällt es mir schwer, neutral zu bleiben?
> - An welchen Punkten bin ich voreingenommen?

Viele Fachkräfte sprechen sexuelle Schwierigkeiten nicht an, weil sie eine unbegründete Angst davor haben, dass die Probleme zu überwältigend und unüberschaubar werden könnten. Wenn man sich aber auf seine Professionalität und seinen gesunden Menschenverstand verlässt, wird man bald feststellen, dass das Thema Sex wie alle anderen Themen im Sprechzimmer behandelt werden kann. Manche Therapeuten und auch Ärzte haben übertriebene Vorstellungen davon, wie sicher man sein müsste, um auf eine professionelle Weise über Sexualität zu sprechen. **Dabei ist es weder möglich noch erstrebenswert, immer als selbstsicherer und allwissender Therapeut oder Arzt aufzutreten.**

Wichtig ist es zu wissen, dass man ein Gespräch über Sex beenden kann, wenn man Angst vor Überforderung und das Gefühl hat, dass es zu viel wird. Ist man im Zweifel oder fühlt sich im Hinblick auf eine bestimmte sexuelle Thematik überwältigt, kann man darum bitten, das Thema beim nächsten Gespräch wieder aufzunehmen, sodass man die Chance hat, sich in der Zwischenzeit mehr Wissen anzueignen und eventuell für kollegialen Austausch oder eine Supervision zu sorgen.

Auch bei einer Supervision ist es nicht notwendig, dass die eigenen sexuellen Reaktionsmuster vollständig verstanden und bekannt sind, bevor man sich mit der Sexualität des Klienten beschäftigen kann. Die menschliche Sexualität entwickelt sich ein Leben lang weiter, und es gibt immer wieder Neues zu erforschen. Wissen über sich selbst und Verständnis dafür sind dennoch sinnvoll, da man auch in der professionellen Position von der in der Gesellschaft vorherrschenden Sexualmoral beeinflusst wird und sich daher mit den eigenen Vorurteilen und blinden Flecken auseinandersetzen sollte. Vielleicht ist es nicht möglich – und auch nicht nötig –, dass man sich in Gesprächen über Sex immer sicher fühlt, insbesondere wenn es um Themen geht, die einem besonders fremd sind. In solchen Fällen sollte es das Ziel sein, mutig die Unsicherheit zu ertragen, statt das Thema zu vermeiden (Johansen, Thyness og Holm 2001). Die innere unsichere Stimme kann gemäßigt werden, indem man eine neugierige Position einnimmt und den Klienten darum bittet, mehr zu erzählen, weil man beispielsweise über einen bestimmten Aspekt nicht viel weiß. Damit zeigt man auch, dass das Interesse echt ist. **Vorurteilslosigkeit bedeutet, dass man es unterlässt, Menschen zu beschämen, die die Dinge anders machen als man selbst und zum Beispiel eine andere Form der Sexualität oder des Zusammenlebens praktizieren als das, was man selbst jemals tun würde** (Lyngsø 2016).

Es ist wichtig, dass man bewusst kulturelle Normen und Meinungen in Gesprächen umschifft, da die sexuelle Vielfalt extrem groß ist. Es ist in der Tat von entscheidender Bedeutung, dass der Therapeut sich kritisch gegenüber kulturellen Normierungen verhält und stattdessen Klienten dabei hilft, zu der ihnen gemäßen Art von Sexualität zu finden. Forscher haben darauf aufmerksam gemacht, wie wichtig es ist, dass im Gesundheitswesen Tätige einen breiteren und weniger normativen Zugang zu Gesprächen über Sexualität finden (siehe z. B. Graugaard, Møhl og Hertoft 2006). (Für ein besseres Verständnis der zeitgenössischen Normen siehe Kap. 6, „Sex im Kontext“.)

Es können Verhaltensweisen gezeigt werden, die man nicht versteht oder nicht kennt und allein deshalb vielleicht unannehmbar findet. Es kann hilfreich sein, zwischen der Person und den Handlungen dieser Person zu unterscheiden. Gleichzeitig ist es jedoch wichtig, dass man seine eigene Toleranzschwelle kennt und auf die gleiche Weise, wie man Respekt für die Grenzen anderer Menschen aufbringt, auch die eigenen achtet. Wenn man seine eigenen Grenzsetzungen aufdecken möchte, kann es hilfreich sein, bewusst an Situationen zu denken, in denen sie verletzt worden sind (Sigaard 2003). Falls es Themen gibt, mit denen Ihnen die Beschäftigung schwerfällt, ist es wichtig, sich darüber im Klaren zu sein, da eine vorurteilsbehaftete Einstellung den eigenen Horizont zu beschränken vermag. Die Herausforderung besteht in der Erkenntnis, dass man möglicherweise eine eingeschränkte Sichtweise auf dieses Thema hat, »Scheuklappen« jedoch vermieden werden sollten.

Haben Sie Geduld mit sich selbst!

Sexuelle Wahrheiten offenbaren sich nicht dem voreingenommenen Blick. Klienten können sich nur dann mit ihren sexuellen Eigenarten gegenüber Therapeuten öffnen, wenn diese ihre kritischen Bewertungen lange genug zurückstellen, um wahrzunehmen, was sich tatsächlich vor ihnen abspielt. Solange Therapeuten dazu nicht in der Lage sind, werden ihre Wahrnehmungen verzerrt und nicht sehr hilfreich bleiben. Insbesondere dann, wenn man spürt, dass sich der Bericht eines Klienten auf die eigene Gefühlslage auswirkt, ist es wichtig, den inneren Dialog genauer zu betrachten. Wahrscheinlich wird man dabei feststellen, dass man unter dem Einfluss moralischer Annahmen steht, was »richtig« und »falsch« sei, und dass die Aussagen eines Klienten diese Annahmen auf die eine oder andere Weise herausfordern. **Es ist leicht, sexuelle Wünsche oder Verhaltensweisen zu kritisieren, die man nicht versteht** (Morin 1995).

Sich die Fähigkeit zur Vorurteilslosigkeit anzueignen ist wie schon erwähnt wichtig, da eine voreingenommene Haltung die professionelle Arbeit behindert. Wie erreicht man das? In erster Linie, indem man sich die eigenen Vorurteile, die in manchen Situationen spürbar werden, eingesteht und sich anschließend klarmacht, wodurch diese Reaktionen ausgelöst wurden. Wird man sich seiner voreingenommenen Gedanken bewusst, kann man sich leichter über sie hinwegsetzen und wird automatisch aufgeschlossener (Morin 1995).

Dies erfordert allerdings Übung. Versuchen Sie, den Unterschied in den folgenden zwei Szenarien zu spüren:

> **Beschreibende Ebene:**
> »Das macht mich neugierig: Was bedeutet es für Sie, sadomasochistische Praktiken auszuüben? Können Sie das beschreiben, was es bei Ihnen bewirkt? Was ist das Besondere an diesen Erfahrungen, das Sie in anderen sexuellen Situationen nicht erleben? Gibt es bestimmte Praktiken innerhalb des SM, die Sie lieber mögen als andere?«
>
> **Voreingenommene Ebene:**
> »Das beunruhigt mich: Haben Sie keine Angst davor, dass dies gefährlich sein könnte? Spüren Sie, dass es nicht ganz richtig ist, diese Art von Sex zu praktizieren? Haben Sie das Gefühl, dass dies problematisch sein könnte – und dass diese Praktik selbstzerstörerisch ist? Ich glaube nicht, dass es Ihnen guttut; es handelt sich jedenfalls nicht um eine gesunde Art von Sexualität.«

Der Bereich der Sexualität ist leider noch immer mit zahlreichen Schamgefühlen verbunden, die sich nicht einfach über Nacht in Luft auflösen lassen. Versuchen Sie, eine Abwärtsspirale aus Scham über die eigenen Schamgefühle zu vermeiden, wenn dies für Sie zutreffen sollte.

Es ist allerdings auch nicht sinnvoll, lediglich vorzutäuschen, dass man keine Vorurteile besitzt. Es ist besser, man drückt aus, dass es Dinge gibt, die man nur schwer akzeptieren kann. Formulieren Sie, was genau eine voreingenommene Reaktion bei Ihnen auslöst, und fragen Sie sich, ob Sie sich diesem Thema mit neutraler Neugierde nähern können. Auch wenn dies vielleicht nur für einen kurzen Moment möglich ist, werden Sie nach und nach entdecken, dass Themen, die zunächst merkwürdig und unakzeptabel erschienen, nach einiger Zeit für Sie verständlicher werden (Morin 1995). Haben Sie Geduld mit sich selbst, und üben Sie weiter.

Falls es anfänglich zu schwer fällt, von den eigenen Einstellungen zu abstrahieren, können das Paraphrasieren, d. h. die Wiedergabe dessen, was der Klient gesagt hat, mit eigenen Worten, und die

Formulierung von Fragen auf der beschreibenden Ebene hilfreich sein. Stellen Sie keine Fragen, bei denen Sie noch nicht für eine Antwort bereit sind. Wenn man zum Beispiel die sexuellen Präferenzen eines Menschen erfragt, muss man sich darauf einstellen, zuhören zu können, – auch wenn diese der eigenen Moral widerstreben oder einem sehr fremd sind. Man kann es üben, eine neugierige und nachforschende Position zu bewahren, und man kann lernen, von eigenen voreingenommenen Einstellungen zu Abstand zu nehmen und sich stattdessen auf das Wohl des Klienten zu konzentrieren. Es kann hilfreich sein, daran zu denken, dass niemand das Recht hat, anderen Menschen seine eigenen privaten Grenzen aufzuzwingen. Therapeuten haben zum Beispiel kein Recht darauf, einem Klienten von einer Affäre oder von sadomasochistischen Praktiken abzuraten.

Offenheit und Toleranz gegenüber dem Lebensstil des Klienten zu zeigen ist entscheidend. Als Therapeut sollte man zumindest die Vielfalt der Sexualität respektieren, auch wenn man sie nicht versteht, und bewusstes Moralisieren und normatives Denken bei der Beratung vermeiden (Graugaard, Møhl og Hertoft 2006). Dies bedeutet, dass ein Klient sadomasochistische Praktiken ausüben darf, ohne dass der Therapeut dies verurteilt, und dass es nicht in der Verantwortung des Klienten liegt, wenn dem Therapeuten Berichte darüber unangenehm sind.

Selbstverständlich müssen die juristisch festgelegten Gesetze berücksichtigt werden, doch im Hinblick auf die private Sexualmoral ist entscheidend, dass dem Klienten ermöglicht wird, alles das zu äußern, was ihm am Herzen liegt, – und vor allem, dass darauf Rücksicht genommen wird. Solange die sexuellen Praktiken nicht gesetzeswidrig sind, ist Toleranz wichtig (Johansen, Thyness og Holm 2001). Dies bedeutet wie schon erwähnt auch, dass es nicht nur *einen* Weg oder *eine* Art der Therapie gibt, die am besten wirkt; jeder Klient sollte als einzigartig gesehen und dementsprechend behandelt werden (siehe z. B. Tiefer a. Hall 2010).

Manche Therapeuten halten sich aus anderen Gründen zurück, zum Beispiel wenn sich die Lebensumstände oder Gewohnheiten des Klienten deutlich von denjenigen des Therapeuten unterscheiden. Alter und Geschlecht können eine Rolle spielen, wenn man über

Sex spricht. Manchmal fällt es leichter, mit Klienten der eigenen Altersstufe oder des eigenen Geschlechts zu sprechen, bei denen die Bedürfnisse und Gedankengänge leichter nachvollziehbar erscheinen, aber auch in dieser Hinsicht können Wissen und Erfahrung helfen, besser damit umzugehen (Lindholm 2002).

Gute Gespräche über Sexualität schließen ein, dass der Therapeut gegenüber Menschen aufgeschlossen ist, deren sexuelle Präferenzen, Geschlechtsidentität, Ethnizität, Alter, Gesundheitszustand, Behinderung oder andere Umstände besondere Ansätze erfordern (siehe z. B. Graugaard, Pedersen og Frisch 2015). Um eine wirksame Methode dafür zu entwickeln, muss der Therapeut gewillt sein, sich kritisch mit den eigenen Annahmen, Werten und Stereotypen sowie den kulturell bedingten Normen, die den Klienten umgeben und möglicherweise beeinflussen, auseinanderzusetzen.

Die eigenen Werte

> *What's your definition of dirty, baby?*
> *What do you consider pornography?*
> *GEORGE MICHAEL – I WANT YOUR SEX*

Die Normen und Werte unserer Kultur haben großen Einfluss auf unsere Einstellungen und Handlungen, und der soziale Kontext, in dem wir uns befinden, hat eine konkrete Bedeutung für das Sexualleben. Die menschliche Sexualität dreht sich nur in geringem Maße um biologische Instinkte und ist in hohem Maße von Haltungen und Annahmen bestimmt, die unsere Selbstauffassung auch als sexuelle Wesen bestimmen. Eine Voraussetzung für die Durchführung professioneller Gespräche über Sexualität ist, dass man sich die eigenen Annahmen und die Ansichten des eigenen Umfelds bewusst macht.

Viele Überzeugungen und Äußerungen stützen sich auf Vorurteile und nicht auf Fakten (Sigaard 2003). Auch die westliche Welt ist noch immer von religiösen Doktrinen geprägt, und Sexualität ist über Generationen im Licht der Fortpflanzung gesehen worden. Wenn insbesondere Frauen Sex nicht einzig zu diesem Zweck praktizierten, wurde er vielfach entweder als Sünde oder als krankhaft angesehen. Daher war es schambesetzt zu masturbieren, und viele Menschen glaubten, dass Masturbation alle möglichen Schrecken nach sich ziehen könnte. Fertilität und Sexualität wurden gleichgestellt, was zum Beispiel auch dazu führte, dass die Sexualität älterer Menschen unsichtbar gemacht wurde (McGoldrick, Loonan a. Wohlsifer 2007). Abhängig von der Erziehung und der sozialen Umgebung haben verschiedene religiöse Gebote noch heute einen nachhaltigen Einfluss.

Das Problematische daran, dass Sexualität lediglich im Zeichen der Fortpflanzung stand, ist u. a., dass in der Folge heterosexueller Geschlechtsverkehr vielfach als die »richtige« Form von Sex aufgefasst wurde. Daher wurde Sexualität oft so wahrgenommen, als handele es sich im Grunde nur um einen Reproduktionstrieb. Dies ist in der Tat *ein* Aspekt dessen, was heterosexueller Sex in vielen Fällen bewirken kann. Dennoch bleibt die Implikation nicht nachvollziehbar, dass heterosexueller Geschlechtsverkehr die einzige »natürliche« Form von Sexualität sei. Die Diskussion darüber, was natürlich oder normal sei, ist verblüffend häufig von moralischen und politischen Einstellungen geprägt. Außerdem ist die Variationsbreite in der Natur so groß, dass das Argument schon deshalb nicht trägt.

- Was ist Ihre Definition von »Sex«?
- Sehen Sie die meisten sexuellen Handlungen als Vorspiel, als wahlfreies Zubehör oder als Ersatz für »richtigen Sex« an?

Leider ist es gerade dieses überkommene Bild der Sexualität, das vielen Menschen noch immer im Sexualkundeunterricht in der Schule nahegelegt wird. So wird zum Beispiel die Homosexualität als ein Thema für sich behandelt. Auf diese Weise wird sie als von der Norm abweichend abgestempelt, und daher entscheiden sich viele Menschen, ihre Homosexualität erst nach Ende der Schulzeit bekannt zu machen. In einer dänischen Studie unter Schulabgängern der 10. Klasse wurde festgestellt, dass 40 % der Schüler eine negative Einstellung gegenüber Sex zwischen zwei Männern hatten

(Graugaard, Giraldi og Frisch 2014). In einer Befragung von Jugendlichen in Deutschland stimmten durchschnittlich 27 % Einstellungen zu, die Homosexuellen gegenüber feindlich gesonnen waren (Baier u. Pfeiffer 2011). Eine inklusivere Vorgehensweise ist stark geboten, da niemand – bewusst oder unbewusst – im Sexualkundeunterricht (und auch sonst) als »abweichend« hingestellt werden sollte.

Es geht auch nicht nur darum, über die Kategorien Homo- und Heterosexualität zu sprechen. Wichtig ist, dass das ausschließende Denken in Kategorien von »Entweder-oder« kritisch betrachtet wird, da es die Komplexität der Sexualität unangemessen vereinfacht und zugleich z. B. bisexuelle Menschen unsichtbar macht. Sexuelle Vorlieben sollten vielmehr als ein vielfältiges, breites Spektrum beschrieben werden. Manche Menschen sind in ihrer sexuellen Identität stark verankert, bei anderen ist sie eher fließend. Variationen und Nuancen sind Schlüsselwörter für Gespräche über Sex.

Verschiedene Formen der Homo- und Transphobie stellen nach wie vor eine reale Bedrohung für das Selbstwertgefühl, die Fähigkeit, Probleme zu bewältigen, und den allgemeinen Gesundheitszustand vieler LGBTQIA-Personen dar (LGBTQIA steht für engl. *lesbian, gay, bisexual, transgender, queer, intersex, asexual,* d. h. lesbisch, schwul, bisexuell, transgeschlechtlich, queer, intersexuell, asexuell) (Graugaard, Pedersen og Frisch 2015). Die Homosexualität ist ähnlich wie die Bisexualität noch von vielen Mythen, Vorurteilen und sehr unterschiedlichen Positionen umgeben, die von äußerst positiven bis zu extrem negativen Haltungen reichen. Als Therapeut sollte man wissen, dass alle Menschen vermutlich hetero- und homosexuelle Tendenzen haben. Welche bei manchen Menschen stärker dominiert als bei anderen, ist verschieden. Daher ist es nicht ungewöhnlich, homosexuelle Gefühle und Erfahrungen zu haben, auch wenn man sich selbst als heterosexuell betrachtet. Studien haben übrigens gezeigt, dass es für die sexuelle Orientierung eines Kindes keine Rolle spielt, ob das Kind bei einem heterosexuellen oder homosexuellen Paar aufgewachsen ist (Johansen, Thyness og Holm 2001).

Homosexuelle sind es häufig gewöhnt, dass ihre eigene Sexualität und ihre sexuellen Praktiken sich außerhalb des Toleranzbereichs vieler Menschen befinden (ebd.). Über Jahrhunderte wurde Gleichgeschlechtlichkeit vielfach als Sünde, kriminelle Handlung, biologischer Fehler oder hormonelles Ungleichgewicht beschrieben. Heutzutage versucht insbesondere die Hirnforschung, die Homosexualität und ihre Ursprünge und Entstehung zu erforschen. Bisher haben sich allerdings keine wissenschaftlich relevanten Fakten finden lassen, die die Diskussion entschieden hätten (Edelberg 2012). Die Entstehung von Heterosexualität hingegen wird kaum thematisiert.

> »Haben Sie als im medizinischen Bereich qualifiziert Tätige darüber nachgedacht, wie Sie signalisieren können, dass Sie Homosexualität akzeptieren? Wie können Sie inklusiv arbeiten?«

Diskriminierung verstärkt sich noch, wenn z. B. Homosexuelle alt oder körperlich behindert sind beziehungsweise einen anderen kulturellen Hintergrund besitzen. Es ist hier unabdingbar, dass der Therapeut inklusiv oder »regenbogenfreundlich« arbeitet und dies auch deutlich zum Ausdruck bringt. Klienten dürfen nicht das Gefühl bekommen, auf der Hut sein zu müssen. Sie sollten sich in dem Bewusstsein an den Therapeuten wenden können, dass sie es mit einem aufgeklärten und toleranten Menschen zu tun haben. Dies sollte zwar eine Selbstverständlichkeit sein, aber oft erfahren LGBTQIA-Personen, dass sie von im Gesundheitswesen Tätigen – und dies gilt auch für Psychologen – nicht verstanden oder akzeptiert werden. Eine Möglichkeit zur Verbesserung der eigenen Arbeit wäre es, so lange nicht von der Annahme auszugehen, dass der Klient heterosexuell oder cis-geschlechtlich ist, bis sich das Gegenteil zeigt. (Cis-geschlechtlich bedeutet im Gegensatz zu transgeschlechtlich, dass die Geschlechteridentität mit dem bei der Geburt zugewiesenen Geschlecht übereinstimmt.)

Hier gilt auch, dass die Frage nach eventuellen Partnern nicht heteronormativ formuliert werden sollte. Es ist grundsätzlich wichtig, nicht davon auszugehen, dass ein Klient heterosexuell sei, nur weil man der Meinung ist, dieser »sehe nicht homosexuell aus«. Selbst wenn jemand offen in einer homosexuellen oder heterosexuellen Beziehung lebt, kann der Betreffende bisexuell sein. Der

Diskriminierung, Stigmatisierung, Gewalt und Besetzung durch Tabus aufgrund der Geschlechteridentität oder sexueller Präferenzen sollte aktiv entgegengewirkt werden. Therapeuten sind verpflichtet, auf der Grundlage von Wissen und nicht gemäß den persönlichen Ansichten zu handeln (Johansen, Thyness og Holm 2001).

Alle Menschen – auch wenn sie professionell arbeiten – werden von den Werten und Normen beeinflusst, die in der Gesellschaft vorherrschen, in der sie leben. Auch wenn man davon überzeugt ist, frei von Vorurteilen zu sein, sollte man insofern seine eigenen Annahmen immer wieder kritisch überdenken. Leider finden moralistische Tendenzen und eine Fülle sozialer Vorgaben, wie zum Beispiel, dass man monogam leben sollte, große Verbreitung und sind bisweilen als Beratung und Therapie verkleidet. Nach Themen, über die beinahe alle Menschen eine starke Meinung haben, muss man nicht lange suchen. Allein die Erwähnung des Wortes »Fremdgehen« kann dazu führen, dass sich sofort zwei Gruppen bilden – die eine nimmt eine stark voreingenommene Perspektive ein, die andere hat einen eher hedonistischen Zugang. In einem professionellen Gespräch ist eine nuancierte Einstellung jedoch notwendig, und dies erfordert die Auseinandersetzung des Therapeuten mit seinen eigenen Vorurteilen. Ohne Erfahrung in der kritischen Untersuchung der eigenen Einstellungen und Werte wird man in Gesprächen über Sex auf seine eigenen – oft unbewussten – Lebenserfahrungen zurückgeworfen.

Befindet sich der Klient in einer radikal andersartigen Lebenssituation als der Therapeut, greift dessen Verständnisrahmen eventuell zu kurz. In einer solchen Situation ist es wichtig, sich daran zu erinnern, dass der Klient in der Regel selbst weiß, wo das Problem liegt, welche Werte ihm wichtig sind und was seine Lebensqualität ausmacht. Es ist notwendig, die eigenen Interpretationen und Bewertungen zurückzustellen, um sich stattdessen ganz für den anderen Menschen zu öffnen und sich so gut wie möglich in seine Lage zu versetzen. Die sexuellen Reaktionsmuster eines anderen zu verstehen, kann schwierig sein, aber alle Menschen haben unabhängig von ihrer sexuellen Orientierung und dem, was sie sexuell erregt, ein Recht auf professionelle Behandlung (Johansen, Thyness og Holm 2001).

Die eigenen Meinungen und Werte können ein ganzes Leben lang neu erkundet und hinterfragt werden. Falls die Aufgabe, sich gegenüber seinen eigenen Gedanken objektiv zu verhalten, riesengroß erscheint, ist es hilfreich zu wissen, dass die professionelle Beschäftigung mit der Sexualität eines anderen Menschen unweigerlich zur Reflexion über die eigene Sexualität führen muss. Erst wenn man die eigenen Reaktionen und Gefühle kennt, wird es einfacher, Distanz zu ihnen zu entwickeln. Man darf sich aber auch der Einsicht bewusst werden, dass kein Mensch in jeder Hinsicht abgeklärt sein kann (Sigaard 2003).

5 DAS RECHT DES KLIENTEN AUF SELBSTBESTIMMUNG

Wie in jedem anderen therapeutischen Zusammenhang sollte man darauf achten, was der Klient sowohl verbal als auch nonverbal zum Ausdruck bringt, und falls der Klient auf die eine oder andere Weise Widerstand signalisiert, sollte man nicht auf einer weiteren Erörterung des gerade angesprochenen Themas bestehen. Sagt ein Klient zum Beispiel: »Ich weiß nicht, ob ich darüber sprechen möchte«, ist es ein klassischer Fehler, diesen Widerstand außer Acht zu lassen und folgendermaßen fortzufahren: »Dies ist ein wichtiges Thema, könnten Sie mir von daher bitte doch mitteilen, wie es um Ihr Sexualleben steht?« Auf diese Weise wird der Widerstand nicht respektiert und ernstgenommen, und der Klient erhält nicht das Gefühl, dass man auf ihn eingeht. Er wird sich zwar möglicherweise auf ein Gespräch einlassen, um dem Wunsch des Therapeuten zu entsprechen und ein »guter« Klient zu sein. Wie bei anderen therapeutischen Gesprächen auch wäre eine ethisch vertretbare Haltung des Therapeuten, den Widerstand zu verbalisieren, indem er zum Beispiel formuliert: »Ich möchte nicht, dass Sie sich hier unwohl fühlen, und wir müssen nicht darüber sprechen, wenn Sie das nicht möchten.«

Es ist wichtig, weitere Fragen dazu zunächst zurückzustellen und zuerst den Widerstand genauer zu betrachten, um ein Verständnis dafür zu entwickeln, woher dieser stammt. Man kann etwas über den Hintergrund oder den Beweggrund für das Ansprechen dieses Themas ergänzen, indem man beispielsweise erwähnt, dass die Sexualität für viele Menschen einen großen und wichtigen Teil ihres Lebens ausmacht und dass Herausforderungen in diesem Bereich ganz normal sind. **Die goldene Regel ist, dass der auf die eine oder andere Weise wahrgenommene Widerstand des Klienten respektiert und ernst genommen werden muss. Es ist in Ordnung, wenn der Klient nicht darüber sprechen möchte.** Therapeuten sind verpflichtet, ihm die Möglichkeit eines Gesprächs über sexuelle Themen anzubieten, aber selbstverständlich hat der Betreffende das Recht, dieses Angebot nicht anzunehmen (Johansen, Thyness og Holm 2001).

Der Widerstand mancher Klienten kann von der Sorge herrühren, als »abweichend« abgestempelt zu werden, wenn sie erzählen, was sie sexuell erregt. Diese Klienten benötigen sehr viel Vertrauen in ihre Therapeuten. Wie wir später sehen werden, schämen sich manche Menschen darüber, sexuelle Wünsche zu haben, die mit ihrem im Übrigen relativ vernunftbetonten Leben im Konflikt stehen. Daher ist es sinnvoll, zu signalisieren, dass man um die Vielfalt sexueller Verhaltensweisen weiß und dass sexuelle Erregungsmuster eine große Variationsbreite zeigen. Auch wenn der Therapeut aufzuzeigen versucht, dass die verschiedenen sexuellen Entfaltungsmöglichkeiten ganz normal sind, kann es Klienten dennoch peinlich sein – die Sexualität ist trotz allem ein sehr intimes Thema für ein Gespräch mit einem fremden Menschen.

Manche Widerstände rühren von der Sorge her, die von einem selbst als positiv angesehenen Aspekte der Sexualität könnten im Gespräch mit dem Therapeuten klein- oder gar totgeredet werden. In diesem Fall kann man den Klienten insofern beruhigen, als man viel lernen kann, wenn man sich mit den eigenen sexuellen Fantasien auseinandersetzt. Und deren näheres Erforschen kommt in jedem

Fall dem Sexualleben zugute, weil man so ein breiteres Verständnis für seine Funktionsweise entwickelt (Morin 1995).

> »Haben Sie eine Situation erlebt, bei der Sie gespürt haben, dass der Klient in Bezug auf ein Gespräch über Sex ambivalent war und das Thema deshalb nicht angesprochen wurde?
>
> Ahnten Sie in diesem Fall, was der Grund für diese Ambivalenz gewesen sein könnte?«

Die Gelegenheit ergreifen

Viele Therapeuten verhalten sich in Bezug auf die Einleitung von Gesprächen über Sex defensiv und überlassen die Verantwortung dafür dem Klienten. Es kann nicht oft genug betont werden, dass dieses Verhalten nicht von der vorliegenden Forschung unterstützt wird (Graugaard, Møhl og Hertoft 2006), sondern dass es sich um eine missverstandene Form der Rücksichtnahme handelt. Die Verantwortung für das Ansprechen des Themas liegt *immer* beim Therapeuten. Das Verhältnis zwischen dem Klienten und dem Therapeuten ist asymmetrisch, da der eine Gesprächspartner – der Therapeut – eine größere Autorität besitzt und daher eine höhere Verantwortung trägt als der Klient. Leider deutet viel darauf hin, dass Klienten, die eigentlich das Bedürfnis verspüren, mit einem Therapeuten oder Arzt über ihre Sexualität zu sprechen, darauf verzichten, weil sie nicht das Gefühl bekommen, dass man ihnen mit der nötigen Offenheit begegnet. **Viele Klienten sind davon abhängig, dass der Therapeut oder der Arzt das Thema anspricht, bevor sie selbst den Mut finden, darüber zu reden** (Johansen, Thyness og Holm 2001).

Einige Therapeuten halten sich aus Schamhaftigkeit zurück oder weil sie Angst haben, die Grenzen und die Integrität des Klienten zu verletzen. Tatsächlich sollte man sich vielmehr die Frage stellen, ob es nicht kränkender ist, das sexuelle Wohlbefinden des Klienten zu ignorieren, statt es anzusprechen. Die Antwort auf diese Frage ist ein eindeutiges »Ja«: Es kann durchaus als verletzend aufgefasst werden, wenn bei einem Gespräch, in dem sich alles um psychisches und physisches Wohlsein dreht, das sexuelle Wohlergehen nicht thematisiert wird (Bay-Hansen 2015). Dennoch unterlassen viele Therapeuten und Ärzte die Frage nach der Sexualität selbst bei Klienten mit chronischen Krankheiten, obgleich bekannt ist, dass diese Bevölkerungsgruppe ein erhöhtes Risiko für sexuelle Probleme trägt. Manche Ärzte gebrauchen das Argument, es gäbe keine Therapie dafür, wohingegen die Forschung zeigt, dass die meisten sexuellen Probleme in der Tat behandelt werden können (Møhl 2017b).

Für den Therapeuten, der seine Arbeit macht, steht weniger auf dem Spiel als für den Klienten, bei dem es um ein persönliches Anliegen geht. Deutet ein Klient an, dass er sexuelle Problemstellungen besprechen möchte, und der Therapeut begegnet ihm mit Zögern oder Scham, wird der Klient schnell davor zurückschrecken, seine Gedanken und Sorgen weiter auszuführen. Auf diese Weise verringert sich die Chance, dass der Klient es bei einer anderen Person erneut versucht. Wurde ein Klient ein einziges Mal ignoriert oder abgewiesen, fällt es ihm schwer, ein weiteres Mal um Hilfe zu bitten (Holmskov og Skov 2012). Klienten sind in der Regel bereit, über ihr sexuelles Verhalten zu sprechen, wenn man ihnen auf eine respektvolle, vertrauensvolle und professionelle Art begegnet (Maurice 1999). Andernfalls fühlt sich der Klient im Stich gelassen.

Die Initiative zu einem konstruktiven Dialog über Sexualität ist folglich extrem wichtig. Selbstverständlich müssen die Grenzen des Klienten respektiert werden, und sollte der Klient verbal oder nonverbal Widerstand signalisieren, darf der Therapeut ihn wie bereits ausgeführt nicht drängen. Dies heißt aber nicht, dass es in Ordnung wäre, auf die Initiative zu einem Gespräch über Sex zu verzichten. Es kann davon ausgegangen werden, dass der Klient selbst darauf aufmerksam macht, wann ihm die Fragen zu sehr nahegehen. Die Schwelle des Schamgefühls ist beim Klienten in der Regel wesentlich höher als beim Therapeuten (Graugaard, Møhl og Hertoft 2006).

Manche Klienten müssen erst längere Zeit Vertrauen in den Therapeuten entwickeln, bevor sie das Wagnis eingehen, mit ihm über Sex zu sprechen. Je tiefer man in das Thema einsteigt, desto mehr Mut erfordert es seitens des Klienten, offen über intime Details aus seinem Leben zu berichten. Vielleicht hat er noch nie über sein

Sexualleben gesprochen, und es fühlt sich ungewohnt an. Einigen Menschen fällt es auch schwer zu akzeptieren, dass es viel Zeit benötigt, über ein sensibles Problem zu sprechen, das ihrer Meinung nach so schnell wie möglich gelöst werden sollte. **Bezieht man sich in den Gesprächen sowohl auf die Aspekte des Sexuallebens, die gut funktionieren, als auch auf diejenigen, die nicht so gut funktionieren, geht es den Klienten über einen längeren Zeitraum gesehen besser, als wenn man ausschließlich über Probleme sprechen würde.** Durch die Beschäftigung mit den Aspekten, die im Sexualleben des Klienten gut klappen, kann ihm geholfen werden, zu erkennen, was genau in seinem Sexualleben wichtig ist. Die Frage danach, was darin für ihn erfüllend ist, bildet deshalb ein notwendiges und grundlegendes Element der Sexualtherapie (Morin 1995).

Viele Klienten haben ein negatives Selbstbild entwickelt und ein ausgesprochenes Unbehagen, was ihre eigene Sexualität anbetrifft. Dieses Selbstbild ist oft über viele Jahre hinweg aufgebaut worden und kann nicht einfach über Nacht verändert werden. Sexualität ist eine sehr persönliche Angelegenheit, und da fällt es vielen schwer, sich ganz ehrlich über ihre sexuellen Wünsche zu äußern. Sie sind zu Meistern im Verstecken der Wahrheit geworden – auch gegenüber sich selbst (Morin 1995). Es kann deshalb viel Geduld seitens des Therapeuten erfordern, das Thema Sexualität in Gesprächen zu entfalten, aber die meisten Klienten sind dankbar, darüber sprechen zu können, sobald sie selbst dazu bereit sind.

Dabei entscheiden immer die Klienten, worüber im Detail gesprochen wird. Der Therapeut sollte Vorsicht walten lassen und weder eine Position als »Sexmissionar« einnehmen noch um jeden Preis versuchen, die Sexualität in einem Gespräch einzubringen. Selbst wenn der Klient gerne darüber sprechen möchte, kann es sein, dass er zurückhaltend bleibt, weil er nicht weiß, wie explizit er sich ausdrücken sollte. Um dem Klienten zu helfen, kann man ihm sagen, dass man nicht alles bis ins kleinste Detail zu wissen braucht. Indem man das Thema zunächst eher allgemein behandelt, kann der Klient ein Gefühl dafür bekommen, wie man als Therapeut arbeitet, und dies gibt ihm die Möglichkeit, mit der Zeit genügend Vertrauen aufzubauen, um eingehender auf Einzelheiten einzugehen, falls dies erforderlich sein sollte. Die folgenden mögen Sie anregen, in welche Richtung es gehen könnte.

> **Anregungen für Fragen an den Klienten:**
>
> - Wie ist Ihre sexuelle Entwicklung bisher verlaufen? Wie gelang es Ihnen, sich sexuell zu entfalten? Sind Sie damit zufrieden?
> - Welche sexuellen Aktivitäten mögen Sie am liebsten? Welche mögen Sie nicht so gern? Warum?
> - Wonach sehnen Sie sich – und wovor haben Sie Angst?

Ist man unsicher, ob die Fragen im Interesse des Klienten sind oder ob sie vielmehr dazu dienen, die eigene private Neugier zu stillen, sollte man sich genau überlegen, was man mit einer bestimmten Frage erreichen möchte. Fragt man nach, weil man etwas Bestimmtes gern genauer erfahren möchte oder weil man über ein spezielles Thema nicht so gut Bescheid weiß, beantworten die meisten Klienten diese Fragen gern. Solche hingegen, die nur die private Neugier des Therapeuten zufriedenstellen sollen, sind in diesem Zusammenhang unangebracht. Hat der Therapeut das Gefühl, in einem bestimmten Bereich mehr Wissen zu benötigen, liegt es in seiner Verantwortung, sich dieses Wissen außerhalb des therapeutischen Gesprächs zu verschaffen.

Klienten können sexuelle Verhaltensweisen aufweisen, die einem nicht bekannt sind. Zum Beispiel kann der Klient einen Keuschheitsgürtel verwenden oder sich der Atemkontrolle aussetzen (erotische Asphyxiophilie). In diesem Fall kann man den Klienten um Auskunft darüber bitten, wo weitere Informationen zu diesem Thema erhältlich sind. Man sollte jedoch den Klienten in jedem Fall respektieren und seine Position nicht dazu missbrauchen, sich selbst mehr Wissen anzueignen. Einige Klienten machen die Erfahrung, dass sie viel Zeit damit verbringen, ihren »andersartigen« Lebensstil, ihre sexuelle Orientierung oder ihre Präferenzen zu erklären, sodass für das persönliche Anliegen nicht viel Zeit übrigbleibt. Fragen, die mehr oder weniger wie nach einem Verhör klingen oder sich sehr detailliert mit einer Einzelheit beschäftigen, sollte man ebenfalls vermeiden. Unterbricht man den Klienten mit Fragen, kann dies die Atmosphäre der Akzeptanz und des aufrichtigen Interesses zerstören (Rollnick, Miller og Butler 2009). **Therapeuten wird eine große Verantwortung auferlegt, und es erfordert Integrität, den damit verbundenen Erwartungen zu entsprechen.**

Das Personal im Gesundheitswesen unterliegt den Regeln der Schweigepflicht. Möchte man eine Problemstellung mit Kollegen besprechen, muss diese selbstverständlich verallgemeinert und anonym dargestellt werden, um die Identität des Klienten zu schützen. Der Klient hat ein Recht auf Vertraulichkeit, die eine Voraussetzung für die Schaffung der notwendigen Vertrauensbasis darstellt (Johansen, Thyness og Holm 2001). Je nach Ort und Institution ist es sinnvoll, den Klienten zu informieren, dass man der Schweigepflicht unterliegt und dass nichts, was im Laufe des Gesprächs gesagt wird, nach außen dringt. Es kann auch sinnvoll sein, darüber zu informieren, in welchen Fällen die Schweigepflicht nicht gilt, zum Beispiel bei gesetzeswidrigem Verhalten. Ob man diese Einschränkung der Schweigepflicht bereits im ersten Gespräch erwähnt, hängt selbstverständlich vom Therapeuten und davon ab, mit welcher Art von Klienten man arbeitet.

Sollte es einmal passieren, dass ein Klient an der Thematisierung der Sexualität Anstoß nimmt, führt man diese natürlich nicht fort. Dann hat man als Therapeut zumindest ein Gesprächsangebot gemacht für den Fall, dass der Klient später darüber reden möchte. **Ein solches Angebot entspricht den Anforderungen an die therapeutische Arbeit und ist weder voyeuristisch noch der Befriedigung persönlicher Neugierde seitens des Therapeuten zuzuschreiben.** Es sollte ermöglicht werden, Sex und Sexualität als legitime Gesprächsthemen zu behandeln. Möchte der Klient nicht darüber sprechen, hat der Therapeut dennoch gezeigt, dass das Thema ernst genommen wird, und dies zu signalisieren, ist ebenfalls wertvoll.

Es gibt eine Reihe von Faktoren, die bei Gesprächen über Sex und sexuelle Schwierigkeiten berücksichtigt werden sollten. Wie bereits erwähnt wurde, gilt es, biologische, psychologische und soziale Aspekte zu beachten.

Biologische Faktoren: hormonelles Ungleichgewicht, Beeinträchtigung durch Medikamente, akute oder chronische Krankheiten

Entwicklungsmäßige Faktoren: Fehlen von Sexualkundeunterricht oder fehlendes Zulassen von Sexualität; eine Kindheit, die durch emotionalen oder physischen Mangel geprägt war; sexuelle Traumata

Psychologische Faktoren: Ängste, Depressionen, Bindungs- und Persönlichkeitsstörungen oder psychiatrische Störungen

Zwischenmenschliche Faktoren: Disharmonie in der Paarbeziehung, Beleidigungen, Verluste, sexuelle Inkompetenz oder Dysfunktion des Partners

Kulturelle Faktoren: Traditionen und Meinungen darüber, was als korrektes sexuelles Verhalten gilt

Kontextuelle Faktoren: das Umfeld der Person, zum Beispiel in Bezug auf Privatleben und Sicherheit, und wie wohl man sich in seiner Umgebung fühlt

(Inspiriert durch Leiblum 2010)

Der sexuelle Motor

Das »duale Kontrollmodell« (Janssen a. Bancroft 2007) kann einen guten Zugang zu Gesprächen über Sexualität darstellen. Es beschreibt, wie der sexuelle Reaktionsmechanismus im Gehirn sowohl von erregenden *(excitation)* als auch von hemmenden *(inhibition)* Faktoren abhängt und dass die Harmonie zwischen diesen beiden Faktoren für die Auslösung einer sexuellen Reaktion ausschlaggebend ist (ebd.). Die psychologischen Prozesse und die physische Reaktion hängen mit anderen Worten davon ab, dass es einerseits einen sexuellen Anreiz gibt und andererseits keine hemmenden Faktoren vorliegen. Nagoski (2015) bedient sich dieses Modells, wenn sie davon spricht, dass der sexuelle Reaktionsmechanismus aus einem »sexuellen Gaspedal« und einer »sexuellen Bremse« bestehe. Sexuelle Erregung, Begierde und Orgasmus sind nahezu universelle Erfahrungen, aber wie und wann wir sie erleben, hängt davon ab, wie empfindsam unsere sexuellen Gaspedale und Bremsen sind und welche Anreize sie erhalten (ebd.). Die nächste Übung bietet Ihnen die Möglichkeit, die theoretischen Kenntnisse anhand von Selbstreflexion selbst zu erfahren.

> Schreiben Sie eine Ihrer besten sexuellen Erfahrungen auf:
> - Welche Faktoren bewirkten, dass Sie erregt wurden und sich hingeben konnten?
> - Wissen Sie, welche Faktoren Ihre sexuelle Entfaltung bremsen können?
>
> Diese Faktoren können etwas über unser Sexualleben aussagen oder uns diesbezüglich inspirieren.

Der Vorteil dieses Modells ist, dass mit seiner Hilfe mehrere Arten von Fragen formuliert werden können. Fokussierte man früher darauf, wie man die Lust steigern könnte (wie man das Gaspedal bedient), betrachtet man jetzt zunehmend die guten Gründe, die hemmend wirken mögen. Auf diese Weise lassen sich die sexuellen Erfahrungen eines Menschen noch detaillierter erkunden. Die folgenden Beispiele können als Inspiration dienen.

> **Fragen zu erregenden Faktoren:**
> - Erregt es Sie manchmal, wenn Sie Ihrem Partner bei etwas zusehen, das er gut kann?
> - Erregt Sie der Geruch anderer Menschen?
> - Finden Sie es erregend, Sex an Orten zu haben, wo Sie normalerweise keinen Geschlechtsverkehr haben?
> - Werden Sie von Fantasien oder Gedanken an jemanden erregt, zu dem Sie sich hingezogen fühlen?
>
> **Fragen zu hemmenden Faktoren:**
> - Müssen die Umstände »genau richtig« sein, damit Sie sich erregt fühlen und hingeben können?
> - Müssen Sie sich ganz auf Ihren sexuellen Partner verlassen können?
> - Machen Sie sich sorgenvolle Gedanken über den Sex, während Sie Geschlechtsverkehr haben?
> - Können Sie so schüchtern oder befangen sein, dass es Ihnen schwerfällt, überhaupt erregt zu werden?

- Verlieren Sie leicht das Interesse am Sex, selbst wenn Sie bereits erregt sind?

Clement (2016) erklärt auf ähnliche Weise, dass Fragen zu den hemmenden Faktoren oft zu umfassenderen Antworten führen können als Fragen zur Erregung. Kann man die Frage nach der Lust nur bejahen und hat nicht die Möglichkeit, sie zu verneinen, ist die Frage sinnlos. Für eine Person, die nie nein sagt, ist es möglicherweise schwieriger, eine persönliche Vorstellung davon zu entwickeln, was ihre eigene Lust ausmacht. Für einen Therapeuten sind die Antworten, die sich um ein Nein drehen (»Wozu haben Sie keine Lust?«), ergiebiger als die Fragen, die von einem Ja handeln (»Wozu haben Sie Lust?«). Es kann passieren, dass ein Klient die Frage nach der Lust auf Sex ganz allgemein verneint (gar keine Lust, unter keinen Umständen, auch ggf. unabhängig von der anderen Person), aber betrachtet man diese Antwort etwas genauer, zeigt sich oft, dass das Nein sehr viel spezifischer ist. Erst wenn man dieses näher untersucht, findet man heraus, ob die Ablehnung zum Beispiel etwas mit einem bestimmten Partner, einer speziellen Art von Sex, einer besonderen Situation zu tun hat oder mit einer Vorstellung davon, was der Partner als normal erachtet (Clement 2016). Es kann allerdings sehr schwierig sein, ein deutliches Nein auszusprechen. Den Grund dafür sehen wir uns im nächsten Kapitel genauer an.

6 SEX IM KONTEXT

Die traditionellen und normsetzenden Institutionen sind, zumindest im Bereich des Sexuellen, bedeutungslos geworden (Schmidt 2014). In unserem Teil der Welt sind für den Zusammenhalt einer Familie nicht mehr vorrangig wirtschaftliche Aspekte ausschlaggebend oder die Vorstellung von Familie als einer »Arbeitsgemeinschaft«, in der für uns gesorgt ist. Als Folge der industriellen Revolution haben unsere Beziehungen allmählich ihre lebensnotwendigen praktischen Aufgaben und Funktionen verloren. Die vorindustrielle Familie war weniger von Liebe bestimmt; sie stellte in erster Linie eine wirtschaftliche Einheit und häusliche Gemeinschaft dar, in der gemeinsam gearbeitet und gelebt wurde. Als Folge der Industrialisierung und der zunehmenden Fabrikarbeit wurden die Wohnorte von den Arbeitsplätzen getrennt, und die bürgerliche Kleinfamilie trat an die Stelle der Produktions- oder Haushaltsfamilie (Schmidt 2014). Die Arbeit fand außerhalb des Zuhauses statt und war nicht mehr dorthinein integriert. Da insbesondere Frauen finanziell unabhängiger wurden, konnte sich die Ehe in immer höherem Maße zu einer romantischen Beziehung statt einer rein praktischen Verbindung entwickeln. Die Liebe nahm zunehmend auf der Rangliste dessen, was Menschen zusammenbindet, den höchsten Platz ein.

Die Sexualität hat für eine Liebesbeziehung heutzutage eine große Bedeutung. Die Vorstellung davon, dass Liebe und Sex zusammengehören, durchdringt die westliche Kultur, und die Erwartung, dass zwei Menschen sich finden und eine lebenslange und sexuell leidenschaftliche Beziehung miteinander führen, ist weit verbreitet. Dieses Ideal ist nicht zuletzt die Ursache vieler gebrochener Herzen. Dahinter steht die Vorstellung, dass Sex besonders intensiv und befriedigend ist, wenn er aus Liebe stattfindet, und dass Liebe sich sexuell ausdrücken muss, um sich zu verwirklichen. Dies führt häufig dazu, dass sexuelle Leidenschaft in einer Liebesbeziehung zur Pflicht wird und die Partner unter Druck setzt. Hinzu kommt die Erwartung, dass die Leidenschaft auch in einer langanhaltenden Beziehung nicht nachlassen sollte. Wenn die Sexualität als die Kraft, die unsere Beziehungen zusammenhalten soll, eine immer größere Rolle spielt, sollte man sich nicht darüber wundern, dass viele Menschen ängstlich werden, wenn ihr Sexualleben sich nicht in Höchstform befindet (Johansen, Thyness og Holm 2001).

Immer mehr Menschen versuchen, dieses Paradox zugunsten der Gefühle und auf Kosten der Dauer einer Beziehung zu lösen. Die Menschen, für die Partnerschaft eng mit Leidenschaft und Gefühlen verknüpft ist, müssen – um ihren eigenen Werten treu zu bleiben – eine Beziehung beenden, sobald die überschäumende Sexualität verschwindet (Schmidt 1996). Die hohen Scheidungsraten rühren möglicherweise daher, denn die serielle Monogamie bietet sich als Lösung dieses Problems geradezu an.

Bindung ist nicht alles

Bei vielen Paartherapeuten herrscht das weitverbreitete Missverständnis, dass eine Verbesserung der Beziehung zwischen zwei Menschen gleichzeitig eine Verbesserung ihres Sexuallebens bedeutet. Sie haben sich von dem Glauben verführen lassen, dass man, wenn man die Kommunikationsprobleme eines Paares löst, damit auch alle anderen Probleme beheben kann. Viele Therapeuten sind in die Vorstellung verliebt, man könne einen Konflikt beilegen, indem man ihn »versteht« und ihn »ausdrückt«. Dahinter steht der Gedanke, dass sexuelle Probleme durch allgemeinere Beziehungsprobleme entstehen und dass das Sexualleben eine Art Metapher für die ganze Beziehung ist. Johnson (2008) schreibt beispielsweise, dass die meisten Partnerschaften, in denen die Partner eine sichere Bindung zueinander entwickeln, ihr Sexualleben automatisch verbessern werden. Dies stimmt nur zum Teil. Paare, die vorher nicht den Mut hatten, über ihre Gefühle zu sprechen, können in der Tat große Verbesserungen in vielen Lebensbereichen, inklusive ihrem Sexualleben, erfahren, wenn sie Vertrauen zueinander finden und sich einander nähern können. Nach Johnson ist die Fähigkeit, emotionale Nähe herzustellen, der beste Sexratgeber überhaupt, und die daraus entstehende Offenheit führe dazu, dass jede sexuelle Begegnung sich wie ein neues Abenteuer gestalte.

Die Vorstellung, dass die emotionale Bindung alles rettet – auch das Sexualleben –, muss nuanciert werden, da sie derartige Paare zu stark unter Druck setzt, die sich zwar lieben, bei denen aber das Sexualleben dennoch ins Stocken geraten ist. Es ist durchaus möglich, dass sich die verbale Kommunikation eines Paares verbessert und dass die Partner einander mehr schätzen und größeres Vertrauen zueinander entwickeln, ohne dass sich irgendetwas in der sexuellen Begegnung ändert. Einige Paare trennen sich, obwohl sie eine gute Beziehung führen, weil sie der Ansicht sind, nicht zueinander zu passen, wenn sich das Sexualleben trotz der guten Absichten nicht verbessert. Man hört so oft, dass man den besten Sex mit demjenigen habe, den man liebt. Liebe und Intimität sind in der Tat wichtige Faktoren in menschlichen Beziehungen, und sehr guter Sex mit jemandem, den man liebt, kann ein unvergessliches Erlebnis sein. Dennoch gilt für viele Paare, dass sie mit zunehmender Vertrautheit und Dauer der Beziehung auch mehr und mehr Schwierigkeiten haben, sexuelle Lust zu empfinden. Sex mit jemandem zu haben, den man nicht liebt, ist sehr wohl möglich, und man kann sogar sehr guten Sex mit jemandem haben, der sich überhaupt nicht als Beziehungspartner eignet. In der Hitze des Augenblicks sind unsere

Sinne in erster Linie mit der Qualität und Intensität der Interaktion beschäftigt und weniger damit, welcher Art die Beziehung ist. Während für die Lust Erregung und der Orgasmus primär wichtig sind, trachtet die Liebe nach der romantischen Verschmelzung zweier Menschen (Morin 1995).

> »Denken Sie an einige der besten sexuellen Erfahrungen, die Sie gemacht haben, oder denken Sie an Ihre Lieblingsfantasien. Überlegen Sie, welche Art der Beziehung Sie zu den beteiligten Personen haben/hatten. Guter Sex kann sich in allen möglichen Konstellationen ergeben und von ganz unterschiedlichen Dynamiken geprägt sein. Er ist nicht notwendigerweise von der Anwesenheit eines Geliebten abhängig.«

Sex kann viele andere Gefühle als ausschließlich Liebe (z. B. Aggression, Eifersucht, Kontroll- und Machtgefühle) beinhalten und kann ambivalent erlebt werden. Einigen Menschen fällt es schwer, ein Gleichgewicht z. B. zwischen Aggression und Liebe zu finden. Sie können Angst davor haben, einen anderen Menschen zu verletzen, und äußern deshalb keine sexuellen Wünsche, die sie als »peinlich« empfinden. Das heißt, dass die sexuellen Herausforderungen weiter groß sein können, selbst wenn die emotionale Bindung sich verbessert. Wie Perel (2010) argumentiert, ist Sex keine Metapher für die Beziehung, er kann vielmehr als ein paralleles Narrativ verstanden werden, das seine eigene Sprache hat. Das Sexualleben kann sich, wie bereits angeführt, verbessern, wenn die Bindung stärker wird. Dies gilt insbesondere dann, wenn es sich vorher um eine unsichere Beziehung mit vielen Problemen handelte. In vielen Fällen ist es jedoch nicht so einfach, da die Sexualität unendlich komplex und hin und wieder auch paradox ist. Allerdings bleibt es eine dringliche Aufgabe herauszufinden, wie man den Funken in lang andauernden Beziehungen in einer Zeit bewahrt, in der nachlassende Lust als Zeichen fehlender Liebe gedeutet wird.

Die Lust auf Sex ist von vielen verschiedenen Faktoren abhängig, d. h. nicht nur von der Bindung des Paares, und muss in ihrem ganzheitlichen Kontext betrachtet werden. Obgleich die Bindungsfrage entscheidend sein kann, darf ein Paartherapeut nicht davon ausgehen, dass ein Paar seine sexuelle Beziehung verbessert, wenn er mit den Partnern darüber nicht spricht. Leider nehmen Paare oft an langwierigen Therapieverläufen teil, ohne dass ihre sexuellen Sorgen behandelt werden (Moser a. Devereux 2012). Auch wenn die verbesserte Kommunikation einen wesentlichen Teil vieler Paartherapien ausmacht, lernen die wenigsten Paare, direkt miteinander über Sex zu sprechen. **Eine verbesserte Beziehung bedeutet nicht automatisch ein besseres Sexualleben, aber umgekehrt hat eine neue sexuelle Dynamik immer Einfluss auf die Beziehung** (Perel 2010).

Beim Orgasmus wird eine Welle des Hormons Oxytocin durch den Körper gespült, das Gefühle von Intimität und Zärtlichkeit positiv beeinflusst. Sexuelle Aktivität korreliert also mit Gefühlen von Nähe und Vertrauen zur anderen Person (Whipple, Knowles a. Davis 2007), deshalb wird Oxytocin auch als Liebeshormon bezeichnet. Umgekehrt hat eine verbesserte Kommunikation oder eine stärkere Bindung nicht zwingend Einfluss auf sexuelle Schwierigkeiten. Wenn ein Therapeut die Sexualität nicht thematisiert, führt dies letztlich dazu, dass viele Paare die Hoffnung auf ein lebendiges und befriedigendes Sexualleben aufgeben, obwohl dies nicht so sein müsste.

Es mag schwierig sein, die Behauptung, man könne ein besseres Sexualleben auf dem Wege einer stärkeren Bindung erreichen, zu widerlegen, und daher besteht dieses Missverständnis bei vielen Paartherapeuten fort. Hat ein Paar ein Problem mit seinem Sexualleben, wird dies als Zeichen dafür gedeutet, dass es weiterhin an der Bindung arbeiten sollte, und dieser Umstand könnte erklären, warum es ein so großes Angebot an Kursen und Büchern über Paartherapien gibt, in denen dem Sexualleben nicht genug Aufmerksamkeit gewidmet wird.

Sind sich die Klienten darüber einig, dass sie gerne zusammenbleiben möchten, und bedrückt sie zugleich ihr Sexualleben, kann das Ziel der Therapie sein, die Klienten in einer aktiven Erweiterung ihres Handlungs- und Gedankenspielraums zu unterstützen. Es kann zum Beispiel sinnvoll sein, sich auf die *Qualität* des Sexuallebens zu konzentrieren und die *Quantität* außer Acht zu lassen.

Die Spielregeln

Die serielle Monogamie, die in unserer spätmodernen Gesellschaft weitverbreitet ist, steht dafür, dass jeder ein Recht darauf hat, eine Liebesbeziehung aus welchen Gründen auch immer zu beenden (Graugaard 2010). Die Liebespartner bleiben nur so lange zusammen, wie die Rechnung für die Beteiligten stimmt, d. h., solange der Einzelne etwas davon hat. Selbstverständlich sollte es ein gewisses Gleichgewicht zwischen Geben und Nehmen geben, aber nehmen wir es in dieser Hinsicht manchmal zu genau?

> *What have you done for me lately?*
>
> *JANET JACKSON*

Graugaard (2016) gebraucht das Bild des Einsatzes für eine Beziehung, der wie eine Investition an der »Liebesbörse« funktioniert, wo man genau beobachtet, ob die erwartete Rendite sich auch einstellt. Geschieht dies nicht, sollte man das Wertpapier am besten verkaufen und den Ertrag lieber anderweitig investieren. Er beschreibt etwas karikierend jeden Geschlechtsverkehr als eine Einzahlung auf ein Konto, dessen Saldo immer positiv sein muss. Man riskiert so, dass die Sexualität zu einer Leistungsdisziplin wird. Sex wird auf diese Weise zu einer lukrativen Industrie mit Patentlösungen, Pillen und Pseudotherapeuten, die unsere Leistungsgesellschaft bedienen (Graugaard 2016).

Unsere Beziehungen können mit anderen Worten mit der alten Regel des römischen Rechts *Do ut des* (»Ich gebe, damit du gibst«) verglichen werden, wonach ein Vertragspartner nur an die Abmachung gebunden ist, wenn der andere seine Leistung erbringt. Reicht einem der Ertrag nicht mehr, kann man jederzeit gehen. Hat der eine Partner auf irgendeine Weise etwas falsch gemacht, unterstützt die Umgebung den anderen. Hat der eine Partner z. B. eine Affäre gehabt, wird kaum jemand den verletzten Partner dazu überreden, dennoch in der Beziehung zu verbleiben. Ganz im Gegenteil. Die Umgebung wird vermutlich kopfschüttelnd auf denjenigen blicken, der die Entscheidung trifft, zu bleiben, um für die Beziehung zu kämpfen. Perel (2015) fasst dies in einem Satz zusammen:

»Bleiben ist die neue Schande.«

Eine Paarbeziehung ist jedoch keine Bilanzaufstellung, auch wenn es notwendig sein kann, Absprachen zu treffen und diese hin und wieder zu überprüfen. Wie Marcus (2010) pointiert ausdrückt, geht es bei der »Millimeterdemokratie« um die Gleichstellung der Geschlechter, in der man auf den Millimeter genau misst, ob beispielsweise beide Partner sich gleich engagiert im Haushalt beteiligen. Bei einem heterosexuellen Paar kann dies zum Beispiel bedeuten, dass der Mann kocht, während die Frau sich um den Abwasch kümmert, oder umgekehrt. In jedem Fall trägt die Frau so nicht die gesamte Verantwortung für den Haushalt. Doch die Gefühlslage kann nicht genau berechnet werden – Gefühle lassen sich nicht messen. Es kann gute Gründe geben, auch nach einer Affäre in einer Beziehung zu bleiben, und die Spielregeln setzt einzig und allein das Paar fest.

Selbstverständlich kann das Ungleichgewicht in der Beziehung zu groß und die Probleme unüberwindbar werden, oder es kann andere wichtige Gründe geben, die zu der Entscheidung führen, eine Beziehung zu beenden. Der springende Punkt ist lediglich, dass viele Menschen der Meinung sind, dass sie eine Beziehung beenden sollten, wenn sie sich langweilig, mühsam oder auf andere Weise problematisch anfühlt. Manche Menschen vergessen, dass sexuelle Langeweile oder sexuell dürftige Phasen auch wieder von anderen Zeiten abgelöst werden. Genauso, wie jeder Spaß irgendwann aufhört, kann auch die Langeweile wieder enden.

Sexuelle Korrektheit

Seit den 1980er-Jahren ist die Sexualmoral um den Diskurs »gleicher Rechte für alle« erweitert worden. Dies hat dazu geführt, dass die alten heterosexuellen Geschlechterrollen zunehmend wegfallen und Männern und Frauen die gleichen Rechte eingeräumt wurden. Im Ehebett ist für die Frau Sex nicht mehr »Pflicht« und der Mann hat kein »Recht« darauf, und die feministischen Debatten über Zwang, Machtausübung und sexuelle Gewalt in all ihren Varianten sind zu einem öffentlichen Anliegen geworden. Um die Unsicherheit zu überwinden, die diese neu errungene Freiheit mit sich gebracht hat, entstanden neue Regeln und Etiketten für den angemessenen sexuellen Umgang miteinander. Es wird vor allem ein klares und einvernehmliches »Ja« eingefordert. Es ist egal, ob man sich für eines oder mehrere Geschlechter interessiert, für genitalen, oralen oder analen Geschlechtsverkehr, für weichen oder harten Sex – alles soll losgelöst von jeglicher moralischen Wertung sein. Wichtig ist nur das gegenseitige Einvernehmen (Schmidt 2014).

Viele Menschen experimentieren seither mit verschiedenen Varianten und das, was früher den Untergrundszenen zuzurechnen war, ist längst in vielen Wohnzimmern zum legitimen Gesprächsstoff geworden. Sexualität wurde zur Erlebnisware, einer Form der Unterhaltung, und die vielen Möglichkeiten bieten sich an wie auf einem großen Büfett. Geschlechterrollen und sexuelle Normen sind zum Gegenstand ständiger Neuverhandlungen geworden. So kann zum Beispiel die Frau jetzt den Mann penetrieren, wenn beide dazu Lust haben. Was früher als suspekt galt oder einer Erklärung bedurfte, macht mit wachsender Selbstverständlichkeit einen Teil des individuellen erotischen Narrativs aus. Alles ist verhandelbar, es ist viel mehr erlaubt, als nur den alten heterosexuellen Schablonen zu folgen. Die früher deutlichen Unterschiede zwischen den Geschlechtern im sexuellen Umgang miteinander werden verwischt und die bisherigen sexuellen Kategorien dekonstruiert (Graugaard 2010). Langsam setzt sich die Einstellung durch, dass Geschlecht und Sexualität sich auf einem Kontinuum befinden und nicht Entweder-oder-Kategorien zuzuordnen sind. Diese Entwicklung ist begrüßenswert, auch wenn die damit verbundene neu entstandene Freiheit viele Menschen verunsichert.

Man lebt nur einmal! (YOLO!)

Zuerst war die Lust eine Sünde, dann wurde sie erlaubt – und jetzt ist sie eine Notwendigkeit (de Wachter 2012). Wie Brinkmann (2014) hervorhebt, haben sich die Gesellschaften in der westlichen Welt von *ver*botsorientierten zu *ge*botsorientierten Gesellschaften entwickelt. Im Bereich der Sexualität kann dies so verstanden werden, dass wir uns von dem Verbot »Du darfst keine Lust empfinden«

entfernt und es durch das Gebot »Du sollst Lust empfinden« ersetzt haben. Von der Keuschheitskultur weg und hin zu einer hedonistischen Idealvorstellung geht die Bewegung, gemäß welcher alles ausprobiert werden muss, damit man nichts verpasst. Wir haben uns in einer »Emokratie« (de Wachter 2012) eingerichtet, in der die Emotionen bei vielen Menschen die Tagesordnung bestimmen – YOLO: *You only live once!* Man lebt nur einmal. Dies führt allerdings auch dazu, dass immer mehr Menschen, die in Therapie kommen, gar keine Lust mehr empfinden, da der Druck zu groß wird.

Im viktorianischen Zeitalter wurden vor allem Frauen, die nur wenig sexuelle Lust besaßen, als bürgerliches Ideal angesehen, während heutzutage geringe Lust so sehr problematisiert wird, dass diese sogar mit einer eigenen Diagnose belegt wurde: Die »Störung der sexuellen Appetenz«, sprich: ein vermindertes sexuelles Verlangen wird nun zu einem Problem erhoben (Briken u. Berner 2013). Mit anderen Worten: Innerhalb eines sehr kurzen historischen Zeitraums hat ein Bruch mit dem früheren Bild weiblicher Sexualität stattgefunden. Es ist interessant, dass in allen westlichen Industriegesellschaften die Klagen über Lustlosigkeit stark zunehmen, was übrigens auch für die Männer gilt. Obwohl die meisten Menschen die Lustlosigkeit als ein persönliches Problem erleben, als eigene Unzulänglichkeit, ist sie durchaus auch gesellschaftlich bedingt. Wir leben in einer Überflussgesellschaft, in der es nicht etwa einen Mangel an Möglichkeiten zur Befriedigung, sondern einen Mangel an Bedürfnissen gibt, d. h., die fehlenden Bedürfnisse werden zum Problem (Schmidt 1996). Der Drang zur Selbstverwirklichung stellt ein Spiegelbild der spätkapitalistischen Gesellschaft dar, in der Vermarktung und Instrumentalisierung weit in unsere intimen Beziehungen hineinreichen (Brinkmann 2014).

Nach Brinkmann (2014) besteht das Problem der Emokratie – oder der »Gefühlskultur«, wie er sie nennt, – nämlich gerade darin, dass dieses »Defizit«, nichts zu wollen, also keine eigenen Bedürfnisse zu zeigen, kritisiert wird. Das gleiche Phänomen gibt es in unserer Sexualkultur, in der eine geringe Lust verdächtig wirkt und als etwas angesehen wird, das es nicht geben sollte. Brinkmann erinnert an die Fähigkeit des Menschen, sich von dem Triebleben, mit dem wir als biologische Wesen ausgestattet sind, zu distanzieren und sich stattdessen des gesunden Menschenverstands zu bedienen, den wir ja ebenfalls besitzen. Er plädiert dafür, dass wir uns nicht von egoistischen Trieben blenden lassen, um der verzweifelten Selbstbezogenheit, die sich ausschließlich auf unser Innenleben bezieht, zu entkommen. Im Gegensatz dazu sollten wir unsere Aufmerksamkeit auf unsere Beziehungen und Verpflichtungen richten und uns auf diese Weise ein Leben in größerer Gelassenheit ermöglichen.

Es ist jedoch schwer zu entscheiden, was in Bezug auf die Sexualität das Vernünftige oder gar moralisch Richtige wäre, da Sexualität und Vernunft oft nicht zusammenkommen. Beim Sex kann gerade der raue und primitive Charakter einer Handlung aufregend und berauschend wirken, wodurch bei manchen Menschen schnell ein Konflikt zwischen ihren Idealen und dem, was sie sexuell erregt, entsteht. Anderen macht es wiederum Angst, dass aggressive Kräfte eine Rolle spielen könnten. Doch die Lust lässt sich nicht von politischer Korrektheit beherrschen, und unsere sexuellen Tagträume stellen bisweilen in hohem Maße unser einigermaßen zivilisiertes Wesen auf den Kopf.

> *You treat me like a dog*
>
> *Get me down on my knees*
>
> *…*
>
> *Forget all about equality*
>
> *Let's play master and servant*
>
> *DEPECHE MODE – MASTER AND SERVANT*

Es sollte natürlich nicht jeder Gedanke in die Tat umgesetzt werden, aber man muss ihn auch nicht ignorieren oder sich – was noch schlimmer wäre – der Impulse schämen, die überwältigend oder unverständlich wirken. Die Fantasien eines Menschen können ganz im Gegenteil etwas Grundlegendes über ihn offenbaren und haben daher die volle Aufmerksamkeit des Therapeuten verdient. Beispielsweise kann ein Mann, der im Alltag hart daran arbeitet, ein Unternehmen zu leiten, Entspannung empfinden, wenn er die

Verantwortung loslassen und sich einem dominanten Sexpartner unterwerfen kann. Vielleicht erregt es ihn auch, dass der dominante Partner ihn erniedrigt. Seine unterwürfige Rolle muss nicht notwendigerweise mit einem geringen Selbstwertgefühl oder mit Selbstverachtung zu tun haben. Es mag unmittelbar merkwürdig und unvernünftig erscheinen, wenn er es genießt, sich fesseln und / oder erniedrigen zu lassen, aber dahinter kann eine unsichtbare innere Logik stehen. Wenn es um Sex geht, spielen viele paradoxe Kräfte eine Rolle (Morin 1995).

Brinkmanns Aufforderung, dem Zweifel Raum zu lassen und sowohl das Ja als auch das Nein zuzulassen, ist für Gespräche über Sexualität in jedem Fall nützlich. Diese Nuancierung ist von entscheidender Bedeutung für einvernehmlichen Sex, weil es eine notwendige Voraussetzung und in Ordnung ist, Sex auch ablehnen zu dürfen – und sich dennoch sicher sein zu können, dass dieses Nein respektiert wird. **Man kann eine Aufforderung zum Sex nur dann bejahen, wenn man auch Nein sagen darf (**Clement 2016).

Solange wir in einer Zeit leben, in der angenommen wird, dass alle Paare einander anhaltend leidenschaftlich begehren und zufriedenstellen können bzw. sollten, ist Lustlosigkeit schwer verkraftbar. Dann wird der sexuelle Alltag, werden Phasen mit sexueller Langeweile oder Inaktivität – Zustände, die zum festen Bestandteil des Lebens vieler Menschen gehören, – für viele unerträglich (Schmidt 1996). Möchte man in Übereinstimmung mit der emokratischen Gesellschaft und dem Lustgebot leben, ist die logische Konsequenz, dass eine Beziehung beendet wird, sobald die intensive Leidenschaft verschwunden ist. Lust und Begierde werden zu den wichtigsten Elementen einer Beziehung, weil wir nicht mehr »einfach« in einer Beziehung bleiben. Wir brauchen einen Grund, um zu bleiben.

Das Unmögliche wollen

Da man oft daran erinnert wird, dass man nur einmal lebt und sich deshalb »ranhalten« solle, haben viele Menschen das Gefühl, dass sie hier und jetzt so viel wie möglich aus ihrem Leben machen müssen. Als Paartherapeut wird man daher oft mit der Frage konfrontiert, warum ein Paar nicht mehr die gleiche Erregung verspürt wie zu Beginn der Beziehung. Manche Menschen wollen sichergehen, dass sie mit der »richtigen« Person zusammen sind und dass sie ihre kostbare Zeit nicht verschwenden. Die Erwartung, in einer dauerhaften Beziehung spontan Lust auf Sex zu bekommen, wurzelt in dem Missverständnis, dass sexuelle Leidenschaft anhalten könne. Dieses resultiert daher, dass sexuelle Leidenschaft mit Liebe gleichgesetzt wird, und fußt auf der Annahme, Begierde bedeute guten Sex und guter Sex bedeute Liebe. Diese Idee klingt verführerisch und macht verständlich, warum Menschen überall nach Mitteln suchen, diese Begierde wieder neu zu entfachen. Sie wollen Lust verspüren, am liebsten spontan, weil dies sie in ihrer Beziehung bestärkt. Wenn aber der Sex zum Liebesbeweis wird, stirbt die Begierde, sie wird geradezu dadurch zerstört (Schnarch 1997).

Man tötet so die Beziehung, den Sex, die Intimität und die Liebe. Partner, die sagen: »Wenn du mich liebst, dann möchtest du auch Sex mit mir haben«, befinden sich auf einem Irrweg. Das, was uns das Gefühl gibt, geliebt zu werden – eine enge und vertrauensvolle Beziehung –, kann paradoxerweise die sexuelle Leidenschaft zerstören. Leidenschaft kann nicht erjagt oder erzwungen werden. Liebe an sich löst nicht zwingend Begierde aus, jedenfalls nicht, nachdem sich der erste Dopaminrausch in der Phase der Verliebtheit gelegt hat.

Oft bedarf es tatsächlich eines Hindernisses, um die Lust wieder spüren zu können. Spontane Lust entsteht gerade im Zusammenspiel zwischen Widerstand und Anziehung. Schnarch (1997) behauptet sogar, dass die Lust zur Sexualität in einer »normalen« Beziehung ein Unfall sei, der darauf wartet, stattzufinden. »Das Unglück« sei der sexuelle Stillstand, und der Weg aus diesem Unglück ist ihm zufolge, dass man sich die eigenen Wahlmöglichkeiten bewusst macht. Erwartet man, dass sich die Lust in einer dauerhaften Beziehung weiterhin spontan einstellt, wie sie es zu Beginn der Beziehung tat, riskiert man eine Enttäuschung. Gemäß Schnarch ist die *aktive* Wahl die Lösung, und die ist immer möglich. Ein Leben ohne Sexualität sei auch eine Wahl, sie stelle die Entscheidung dar, im Hinblick auf das nicht stattfindende Sexualleben nichts zu unternehmen. Viele Menschen sprechen jedoch aufgrund von Scham oder Angst nicht mit anderen über »das Unglück«, obwohl sie eigentlich gern eine Veränderung herbeiführen würden. Die Wahl, die die meisten Menschen treffen, ist diejenige, die am wenigsten Angst provoziert. **Sich selbst zu ändern, ist immer schwieriger, als sich selbst nicht zu ändern,** und jede Veränderung birgt auch das Risiko, zu misslingen (Clement 2016).

Manche Menschen entscheiden sich für den Stillstand, weil dies am ungefährlichsten ist und das Risiko gering, seinen Partner zu verletzen. Sie vermeiden es auf diese Weise, zum Beispiel aufgrund einer »abweichenden« Sexualität von ihrem Partner verurteilt zu werden. Hat man Angst vor der Reaktion des Partners, ist es verständlich, dass man eher in einer liebevollen Beziehung mit keinem oder nur wenig befriedigendem Sex verbleibt, als das Risiko einer Bloßstellung oder Verletzung des Partners einzugehen. Es kann sein, dass sich dann zwar keine Begierde einstellt, aber dass man sich zumindest normal fühlt. Gleichzeitig ist zu bedenken, dass die Begierde in der Tat aus einer kleinen Portion Angst und einer größeren Portion Faszination besteht (Perel 2007).

Schmidt (1996) beschreibt ebenfalls, wie das Ideal der modernen Liebesbeziehung die Elemente Dauer und Leidenschaft zu verknüpfen versucht, aber dass dies aufgrund des grundsätzlichen Paradoxes unmöglich ist. Leidenschaft ist auf Abstand, Risiko und andere Faktoren angewiesen, die mit dauerhafter Liebe und Intimität unvereinbar sind. Dazu hat Morin (1995) eine Formel erarbeitet – **Anziehung + Hindernis = Lust** –, die beschreibt, wie die Anziehung eines Hindernisses bedarf, um zur Lust zu führen. Sobald die erste Phase der Verliebtheit verebbt ist, werden viele Menschen nervös und glauben, dass mit ihrer Paarbeziehung etwas nicht stimmt, weil die Lust sich nicht mehr spontan einstellt. Doch wie Perel (2007) hervorhebt, braucht das Feuer die Luft. Wenn sich die Partner in eine Beziehung einschließen, in der es nur noch Platz für diese zwei Menschen gibt, werden sie nach und nach entdecken, dass die Leidenschaft sich verringert (und sie werden mehr Raum für andere Dinge schaffen, aber typischerweise nicht für die Leidenschaft). Ist man erst stark in einer Beziehung miteinander verbunden, verschwinden die Unsicherheit und die Angst allmählich. Nichts hindert die Partner mehr daran, zusammen zu sein, und die Konsequenz ist in der Regel, dass die sexuelle Lust mit der Zeit nachlässt. Das mag traurig klingen, aber das ist der Normalfall. Die erste Leidenschaft verebbt (und kommt manchmal wieder), während zugleich eine stärkere Bindung, eine tiefere Liebe und viele andere Faktoren zu einer dauerhaften Beziehung beitragen können. Die sexuelle Beziehung verändert sich im Laufe der Zeit und kann weiterhin gut sein, aber anstelle von Begierde und spontaner Lust spielen andere Faktoren eine Rolle – Faktoren, die nur dann deutlich werden, wenn man den Mut hat, darüber zu sprechen.

Möchte ein Paar eine enge Beziehung über einen längeren Zeitraum bewahren, müssen die Partner Wege finden, ihre Individualität und ihr eigenständiges Leben zu pflegen. Ein komplettes Verschmelzen wird sich mit der Zeit für viele Menschen klaustrophobisch anfühlen. Dies hat den amerikanischen Stand-up-Comedian Louis C. K. veranlasst, eine eigene Formel aufzustellen: Liebe + Zeit – Abstand = Hass. Vielleicht ist sie etwas extrem, aber diese Aussage enthält dennoch einen Funken Wahrheit. Um sich gegenseitig zu spüren, braucht man Abstand. Viele Paartherapeuten haben über Jahre versucht, darauf hinzuweisen.

Dennoch wollen viele Menschen mehr Lust spüren, und sie stehen aus diesem Grunde unter Druck. In Paartherapien kommt dies dadurch zum Ausdruck, dass sich typischerweise derjenige »verkehrt« fühlt, der weniger Lust hat. Derjenige, der mehr Lust hat, ist möglicherweise frustriert, aber er lebt in Übereinstimmung mit dem gesellschaftlichen Gebot, dass man Lust empfinden *solle*. Oft betrachtet dieser Partner die geringe Lust des anderen als das Problem, doch es ist sinnvoller, das Ganze als Ergebnis einer Paardynamik zu verstehen. Einer der Partner verspürt den Mangel an Lust und ist in der Regel derjenige, der den anderen zurückweist, und dann scheint es so, als ob dieser jederzeit zum Sex bereit sei und immer Lust habe. Diese Dynamik kann sich übrigens ändern. Es ist selten der Fall, dass nur dem einen Partner die Lust fehlt, doch aufgrund der paardynamischen Bearbeitung des Problems spürt nur dieser den Mangel (Schmidt 1996). Man kann dies mit einem Paar vergleichen, das zusammen joggt – derjenige, der am langsamsten rennt, bestimmt die Geschwindigkeit, weil er seine eigene Grenze spürt. Der andere hat ebenfalls eine Grenze, aber er kann sie nicht wahrnehmen, weil die Geschwindigkeit dafür zu niedrig ist.

Viele Klienten wollen gar nicht mehr Lust haben, aber **aufgrund der Gebotskultur – du *sollst* Lust haben – ist der Klient mit der geringen Lust derjenige, der in der Paarbeziehung zum »identifizierten Patienten« wird.** Tatsächlich kann es durchaus der Fall sein, dass es dem Klienten mit der Lustlosigkeit gut geht, aber dass er Angst hat, die Beziehung zum Partner damit zu gefährden. Der Klient kann auch Angst davor haben, nicht normal zu sein, weil er früher Lust verspürte und dies jetzt nicht mehr so ist. Gibt es keinen guten Sex – oder nicht so guten Sex wie zu Beginn der Beziehung –, sind sich manche unsicher, ob die Liebe nun auch verschwunden sei. Diese Unsicherheit belastet viele Beziehungen.

Es ist wichtig, festzuhalten, dass es zu Beginn einer Beziehung beiden Partnern sehr leichtfällt, den Sex zu genießen, weil die Lust in der Regel spontan entsteht. Sex mit demselben Partner über Jahre hinweg fällt jedoch oft schwer, weil sich die Lust eben nicht mehr einfach so einstellt. Csíkszentmihályi (2002) argumentiert, dass man sich als Paar neuen sexuellen Herausforderungen stellen sollte, da man sich sonst auf Dauer langweilen wird, und dass es im Zusammensein mit dem Partner immer wieder Neues zu entdecken gebe. Morin (1995) beschreibt leidenschaftliche Liebhaber als solche, die den Überraschungsfaktor schätzen und gern bewusst Routinen durchbrechen. Die Kunst des guten Liebhabers ist erlernbar – sie ist kein angeborenes Talent. Es geht jedoch nicht nur darum, den Partner zu überraschen; der Partner muss auch gewillt sein, sich überraschen zu lassen. Partner, die sich langweilen, ergreifen oft nicht die Chance dazu, – meistens deshalb, weil sie aufgehört haben, aufmerksam zu sein (Morin 1995).

Wenn Paare Schwierigkeiten haben, offen und ehrlich miteinander über Sexualität zu sprechen, gibt es keine Annäherung oder Zusammenführung zweier unterschiedlicher erotischer Profile. Viele sprechen nur zögerlich über Fantasien und frühere Erfahrungen, besonders zu Beginn einer Beziehung. Ein Teil der Sexualität wird auf diese Weise außerhalb der Beziehung »geparkt«, u. a. aufgrund von Scham oder aus Angst davor, den anderen zu erschrecken, zu verletzen oder zu verlieren. Ein Teil unseres erotischen Profils wird einfach exkommuniziert (Clement 2004). Viele Menschen glauben ferner, dass diese Schwierigkeiten nur sie selbst betreffen und dass die Nachbarn ein viel besseres Sexualleben als sie selbst hätten (Kleinplatz 2012b).

In unserer Kultur dominiert der heterosexuelle Geschlechtsverkehr noch immer als das ultimative Ziel in Bezug auf Sex. Wenn die Frau durch Lubrikation gleitfähig wird und der Mann eine Erektion hat, sind beide »bereit« für den »eigentlichen« Zweck – die Penetration –, für den Akt, um den es »eigentlich« geht. Alles andere wird als Vorspiel oder Auftakt zu dem »richtigen« Akt verstanden (Kleinplatz 2006). Doch allein die Erreichung dieses Ziels, der Penetration, garantiert keinen guten Sex. Allzu oft entsteht eine Art sexuelle Hausordnung, bei der bestimmte, oft unausgesprochene Regeln etabliert und eingehalten werden. Die Routine tötet dann die Erotik langsam ab.

Sexualtherapeuten arbeiten zunehmend mit »sexuellen Scripts« – einem Ansatz, der sehr fruchtbar sein kann. Der Kern dieses Ansatzes besteht darin, sowohl die performativen und sichtbaren Anteile des Verhaltens und des sexuellen Szenarios des Paares als auch die idealen individuellen Scripts der jeweiligen Partner in Erfahrung zu bringen (Rosen 2007). In der Therapie geht es darum, den möglicherweise zu eng gesteckten Rahmen zu erweitern. Bei Paaren mit einem sehr eingeschränkten erotischen Script kann eine sexuelle Dysfunktion das Ende ihrer sexuellen Beziehung bedeuten, weil sie sich innerhalb dieses begrenzten Rahmens keine alternative Art des Zusammenseins vorstellen können oder nicht den Mut dazu besitzen. Es ist wichtig, die Vorstellungen der Partner darüber zu erkunden, was Sex für sie ist, und die Vorstellungen davon, wie Sex sein »sollte«, möglicherweise herauszufordern (Clement 2004).

Ist ein heterosexuelles Paar zum Beispiel von einer fehlenden Erektion (erektile Dysfunktion) betroffen und bedeutet Sex für dieses Paar hauptsächlich intravaginalen Verkehr, dann ist klar, dass ein

Erektionsproblem ihnen wie eine Krise erscheinen mag, die, wenn sie unausgesprochen bleibt, auch fatale Folgen für das Selbstbild beider Partner haben kann. Der Mann kann sich in seiner Maskulinität herabgesetzt und möglicherweise der Lächerlichkeit preisgegeben fühlen, während die Frau vielleicht unsicher wird und glaubt, dass sie die Schuld an der fehlenden Erektion trägt. Wenn es beiden jedoch möglich ist, sich auszudrücken, wenn ein Raum geschaffen wird, in dem sie ihre Gedanken und Sorgen austauschen können, und wenn sie zugleich dazu angeregt werden, eine etwas weitere Perspektive auf die Sexualität zu entwickeln, kann einem solchen Paar gut geholfen werden.

Insbesondere heterosexuelle Paare können diese Art der Hilfe benötigen, weil man oft sieht, dass es diesen am schwersten fällt, miteinander über Gefühle zu sprechen (Kleinplatz 2012b). Sie haben Schwierigkeiten, im Hinblick auf ihre tatsächlichen Wünsche offen zu bleiben und sich über ihr einzigartiges sexuelles Profil zu äußern. Man sollte aufpassen, dass man sich nicht in Stereotypen ausdrückt wie, dass Männer nicht über Gefühle sprechen können oder dass Frauen ausschließlich über Gefühle reden; Stereotypisierungen verhindern Empathie, da man auf diese Weise nicht das Individuum sieht, sondern sich stattdessen von groben und falschen Verallgemeinerungen hypnotisieren lässt (Clement 2016).

Ein Grund dafür, dass Lustlosigkeit so normal ist, mag darin liegen, dass viele Menschen sich ausschließlich auf dem Niveau des kleinsten gemeinsamen erotischen Nenners entfalten und auf diese Weise die geringe Lust pflegen. Hat man den Mut, die Unterschiede zu erkunden, gibt es gute Möglichkeiten, das erotische Zusammensein spannender zu gestalten. Dies erfordert jedoch, dass man neugierig auf den anderen und gewillt ist, sich dem Gegenüber zu öffnen. Es bedeutet auch, dass sich der Schwerpunkt des Interesses von der Störung der sexuellen Funktion abwendet und stattdessen zunehmend auf die Unterschiede in der sexuellen Begierde der beiden Partner richtet. Die Entwicklung des sexuellen Profils der beiden Partner und die dazugehörige Paardynamik erlauben eine praktische Perspektive darauf, wie Paare der Falle des kleinsten gemeinsamen Nenners entkommen können (Clement 2004).

Möchte der Klient selbst mehr Lust entwickeln, dann ist der nächste Schritt, die Aspekte zu entfalten, die mehr Lust machen könnten, und solche auszuschließen, welche die Lust mindern. Für Therapeuten ist es wichtig, dass sie im therapeutischen Prozess die Fäden zusammenhalten und sich zugleich kritisch gegenüber der Gebotskultur verhalten. Anstatt die Verantwortung für das Ziel zu übernehmen, sollte der Therapeut die Verantwortung für den Prozess tragen; man kann das eigentliche Ziel nicht im Vorhinein kennen, aber man kann die Klienten auf dem Weg dorthin begleiten.

7 DIE INDIVIDUELLE EIGENART DER SEXUALITÄT

Glücklich ist, wer weiß, was normal ist – und wer weiß, dass die Rahmen der Normalität weit gesteckt sind (Inge und Sten Hegeler).[4] In den meisten Gesellschaften gibt es unterschiedliche Auffassungen darüber, was normal und was nicht normal ist sowie wer mit wem sexuellen Umgang haben darf. Diese Auffassungen sind nicht statistisch messbar, da sie sich ständig ändern und diskutiert werden (Johansen, Thyness og Holm 2001). Deshalb gibt es keinen Konsens darüber, was als »normale« Sexualität definiert werden kann. Wie bereits erwähnt, spielt sich Sexualität immer in einem kulturellen Raum ab. Dies gilt sowohl für unser Selbstbild, wenn wir beispielsweise onanieren oder träumen, als auch für die Normen, Bedeutungen und Werte, die unsere Handlungen beeinflussen. In unserer Kultur sind wir von religiösen Doktrinen und moralischen Annahmen umgeben, die uns in viel höherem Maße beeinflussen, als es den meisten von uns bewusst ist (Graugaard 2016).

4 Mit diesem Satz begann jeweils die Sexkolumne der bekanntesten dänischen Sexologen der 1960er- und 1970er-Jahre, Inge und Sten Hegeler, im »Ekstra Bladet«.

Man kann die Sexualität nicht von ihren kulturellen Ketten befreien und soziale Kontexte, Kunst, Philosophie, sozioökonomische Verhältnisse und historische Ereignisse sind, wie u. a. Graugaard (2016) hervorhebt, für das Sexualleben von großer Bedeutung. Es ist nicht leicht, Sexualität darzustellen, weil sie sich gerade dann, wenn sie beschrieben worden ist, wieder ändert und entgleitet (Sigaard 2003). Darüber hinaus herrscht ein Mangel an Theorien und Forschung darüber, was »normale« Sexualität ausmacht. Die westliche Welt besitzt eine jahrtausendealte Tradition negativer Einstellungen gegenüber Sex (Whipple, Knowles a. Davis 2007), und im Laufe der Zeit hat man sich zunehmend damit beschäftigt, was als unnormal gelten solle. Unkonventionelles sexuelles Verhalten, d. h. all das, was von der Norm abweicht, wird daher leider oft pathologisiert (Kleinplatz a. Moser 2005).

In unserer jetzigen Kultur ist das Ideal noch immer die monogame, Kinder hervorbringende lebenslange heterosexuelle Ehe, obwohl dies die meisten von uns zu Abweichlern von der Norm macht. Wir haben indessen alle unsere Eigenheiten – unsere Sexualität ist einzigartig, da niemand genau dasselbe sexuelle Profil, die gleichen Präferenzen oder die nämliche Lust zur selben Zeit wie wir besitzt. Wir sind alle verschieden, und deshalb ist das Wissen von der Bedeutung der Sexualität für das Wohlbefinden des einzelnen Menschen der wichtigste Ausgangspunkt für Gespräche über Sex. Wir leiden alle unter mehr oder weniger großen Störungen unserer Gefühle oder psychischen Funktionen (Møhl og Simonsen 2017a), und den meisten von uns könnte zu irgendeinem Zeitpunkt in unserem Leben eine Diagnose gestellt werden. Ironischerweise ist die Frage, die am häufigsten von Klienten gestellt wird, diejenige, inwieweit man »normal« sei.

Hinzu kommt die Tatsache, dass Sex für viele Menschen ein tabuisierter Bereich ist. Wenn überhaupt von sexuellen Wünschen gesprochen wird, dann geschieht dies typischerweise mit vagen Formulierungen und Verallgemeinerungen. Wir scheuen uns, sowohl gegenüber uns selbst als auch eventuellen Partnern, laut und deutlich unseren sexuellen Wünschen Ausdruck zu verleihen. Für viele Menschen ist es schwierig, sich diesem Thema zu nähern, und sie haben Angst davor zuzugeben, was sie sich tatsächlich wünschen (Kleinplatz 2012b). Ihre sexuellen Sehnsüchte können manche Menschen dazu bringen, sich einsam oder verkehrt zu fühlen, und viele Klienten sind davon überzeugt, dass sie weniger Sex als alle anderen haben. Diese Vorstellung wird in der Regel von den Medien bestärkt. Viele Menschen glauben, dass sie im Vergleich zu anderen größere Schwierigkeiten haben, einen Orgasmus zu erreichen, und dass sie mehr Herausforderungen bewältigen müssen. Sie sind davon überzeugt, dass ihre Probleme einzigartig sind. Hält man sich an die konventionellen Ideen über Sex und versucht man sich den gesellschaftlichen Leistungsstandards anzupassen, entstehen unweigerlich Probleme. **Letztendlich ist »die Wahrheit« jedoch immer eine individuelle, besondere Geschichte.**

Die Monosexualität ist passé

Schmidt (2014) beschreibt ausführlich das einflussreiche Vorurteil der Monosexualität in unserer sexuellen Norm. Demzufolge sei die sexuelle Orientierung fest im Inneren, im Charakter und/oder der Biologie des Individuums verankert. Es gehe dabei nicht um eine Wahl, sondern um ein Schicksal – eine Idee, die auch als »essenzialistische Position« bezeichnet werden kann und weiterhin heftig debattiert wird. Erst mit der Entwicklung einer besonderen Identität, eines Typus, wird es möglich, einen »richtigen« Homosexuellen und einen »richtigen« Heterosexuellen zu erschaffen und die beiden voneinander zu unterscheiden. Das Problem dabei ist jedoch unter anderem, dass es beim Denken in ausschließlichen Kategorien wie »homosexuell« oder »heterosexuell« beispielsweise keinen Platz für die Bisexualität gibt. Die Frage ist daher, ob wir nicht ein breiteres Verständnis von Sexualität erhielten, wenn wir diese Etiketten beiseiteließen und stattdessen danach fragten, was jemand bei seinen verschiedenen Partnern sucht und welche Resonanz die Partner in dieser Person auslösen. Viele Klienten wollen beispielsweise gern in Erfahrung bringen, ob sie homosexuell sind, wenn sie sich zum ersten Mal zu einer Person des gleichen Geschlechts hingezogen fühlen. Doch auch in diesem Fall scheint es sinnvoller, nach der psychologischen Bedeutung zu fragen, als nach der »richtigen« Bezeichnung zu suchen.

Obgleich viele Menschen noch immer nach biologischen Theorien für die Ursache der Homosexualität fragen, gibt es zunehmend mehr Sozialwissenschaftler, die das Konzept der Monosexualität dekonstruieren (Schmidt 2014). Auch innerhalb der Psychologie ist es breit akzeptiert, dass die Sexualität eine fließende Größe ist, die sich beispielsweise von heterosexuellen Beziehungen zu einer Orientierung auf bisexuelle oder homosexuelle Partner ändern kann. Man spricht in zunehmendem Maße vom Verhalten einer Person statt von seiner Identität. Vieles deutet darauf hin, dass wir in einer Zeit mit einem Paradigmenwechsel leben. Graugaard (2010) merkt an, dass das frühe 21. Jahrhundert vom Bruch mit den Konventionen früherer Zeiten im Hinblick auf Geschlecht, Körper, Liebe und Intimität geprägt wurde.

Die »normale« Sexualität, die die Heterosexualität für viele noch immer darstellt, wird zunehmend zu einem Lebensstil unter vielen anderen, während die sexuellen »Perversionen«, wie zum Beispiel der Masochismus, einem Wandel unterworfen sind und sich als eine Entscheidung für einen bestimmten Lebensstil auf der gleichen Ebene wie andere Formen von Entspannung durchsetzen (Schmidt 2014). Sogar die dunkelsten Seiten der Sexualität, wie beispielsweise die Folter, sind jetzt so weit erlaubt, wie sie maßvoll bleiben und vereinbart sind. Die Kultur der Absprachen, die auch als »Verhandlungsmoral« bezeichnet wird (Schmidt 2014), hat das Zeitalter der sexuellen Abweichungen eingeholt. Nur die sexuellen Besonderheiten, die mit der Verhandlungsmoral brechen, wie der Exhibitionismus, die Pädophilie usw., werden u. a. aufgrund des Machtungleichgewichts zwischen den Beteiligten weiterhin als Perversionen oder paraphile[5] Störungen eingeschätzt.

5 Es herrscht eine große Verwirrung der Begriffe. Im Diagnosesystem DSM-5 ist es nicht die Form der Lust oder ihre Richtung, die bereits darüber entscheidet, ob bestimmte sexuelle Handlungen als pathologisch eingeschätzt werden. Paraphilien wie z. B. der sexuelle Fetisch werden nicht mehr als Störung gewertet. Nur wenn das Verhalten bei dieser Person oder bei anderen Leiden auslöst, kann es infolge des DSM-5 als paraphile Störung diagnostiziert werden, wie z. B. die fetischistische Störung. Dies bedeutet, dass alle sexuellen Handlungen prinzipiell in Ordnung sind, wenn sie anderen Menschen nicht schaden oder uns selbst keine Probleme bereiten (Møhl 2017b).

Kinks & Co

Help me tear down my reason
Help me it's your sex I can smell
Help me you make me perfect
Help me become somebody else
NINE INCH NAILS – CLOSER

»Kinky« kann vieles bedeuten, aber in der klinischen Version ist der Begriff traditionell mit anormaler, abweichender oder kranker Sexualität assoziiert worden. »Kinky Sex« steht im Kontrast zu »Vanillesex«. Letztere Bezeichnung bezieht sich darauf, dass Vanilleeis die beliebteste Geschmackssorte ist und deshalb als die konventionelle Wahl betrachtet wird. Vanillesex bezeichnet typischerweise eine traditionellere Form der Intimität wie die Missionarsstellung ohne Schläge und harte Worte, auf Deutsch auch »Blümchensex« genannt. Kinky Sex – oder »Kinks« – bezeichnet hingegen eher ungewöhnliche sexuelle Aktivitäten und Präferenzen wie zum Beispiel Sadomasochismus oder Fetischismus, um hier nur einige wenige zu nennen.

Kinks sind jahrelang marginalisiert worden, und Menschen mit unkonventionellem Verhalten – dazu gehören Praktiken wie das Einwickeln in Haushaltsfolie oder der Urinsex – erleben noch immer, dass man sie als abweichend oder psychisch krank abstempelt. Doch statt Menschen zu pathologisieren, die bestimmte Kinks praktizieren, kann man durch Nachfragen und indem man diese Praktiken näher untersucht, die Möglichkeit erhalten, etwas über ihre Sexualität zu erfahren. Es gibt viel zu lernen, wenn man weitgehend vorurteilsfrei ist und aufhört, all das zu pathologisieren, was fremd wirkt, wenn man sich stattdessen neugierig und offen gegenüber einem unbekannten Thema verhält. Dies bedeutet, dass man all diejenigen mit einer marginalisierten Sexualität einbezieht und eine anerkennende und neugierige Haltung gegenüber dem erotischen Leben eines Klienten einnehmen kann (Kleinplatz 2006).

Einige Therapeuten würden möglicherweise den Einwurf erheben, dass manche Praktiken wie z. B. sexueller Sadismus oder Masochismus pathologisch seien, weil sie Symptome früherer sexueller

Übergriffe sein können. Die Vorstellung, dass ein Klient, der einem sexuellen Übergriff ausgesetzt gewesen ist, versuchen wird, den Schmerz darüber mithilfe von herausfordernder Erotik zu lindern, lässt viele Therapeuten zurückschrecken – zu Recht, da dies eine schwierige und herausfordernde Reise werden kann. Dennoch sollten wir nicht die Wirkung dessen unterschätzen, was in der Psychologie als »emotionales korrektives Erlebnis« bezeichnet wird; damit eine derartige Erfahrung eine positive Änderung bewirken kann, ist Offenheit notwendig (Kleinplatz 2006).

Schmidt (1996) ist der Ansicht, dass alle sogenannten Perversionen[6] sich durch einen langwierigen und mühsamen therapeutischen Prozess entschlüsseln lassen. Die sexuellen Aktivitäten sind aus seiner Sicht schöpferische Handlungen, die aus dem Bemühen kreiert werden, ein psychisches Gleichgewicht wiederherzustellen. Møhl (2017b) argumentiert ebenfalls in diesem Sinne dafür, dass die Sexualität uns die Möglichkeit gebe, Kindheitsprobleme neu durchzuspielen und symbolisch zu reparieren. **Die sexuelle Begegnung mit einer anderen Person kann korrektive emotionelle Erfahrungen ermöglichen, insofern kommt der Sexualität an sich ein heilendes oder therapeutisches Potenzial zu** (Møhl 2017b). Für manche Menschen ist es ein Durchbruch, wenn sie aufhören, verstehen zu wollen, »wo etwas herkommt«, und stattdessen beginnen, die Verantwortung für ihre eigenen Fantasien zu übernehmen (Kleinplatz 2012a). Wenn die Klienten sich keine Sorgen um die Einstellungen und Werte des Therapeuten machen müssen, können sie auf eine Sexualität hinarbeiten, die zu ihnen passt.

> Beispiel
> Eine Frau kommt mit Problemen in ihrer Paarbeziehung zu einer Konsultation. Es fällt ihr und ihrem Partner schwer, miteinander zu kommunizieren, und sie fühlt sich oft missverstanden. Im Laufe des Gesprächs stellt sich heraus, dass sie den Wunsch hat, in einem permanenten Sklavenverhältnis zu leben.

6 Schmidt (1996) fasst die Definition von Perversionen weiter als die bloße Vorliebe für ungewöhnliche Praktiken. Die meisten Perversionen sind seiner Meinung nach erstarrte Rituale, bei denen zur Erreichung eines Orgasmus ein ganzer Interaktions- und Bedingungszusammenhang hervorgebracht wird.

Einige Therapeuten werden den Wunsch verspüren, eine derartige Sklavenbeziehung zu thematisieren, aber wenn die Klientin es nicht als problematisch empfindet, sollte der Therapeut zu ihrem Wohle eine offene und neugierige Haltung einnehmen. In dem oben genannten Beispiel sind es die Kommunikationsprobleme, die der Grund dafür sind, dass sich das Paar um Hilfe bemüht. Die Sklavenbeziehung ist also nicht das Thema, worüber das Paar in erster Linie sprechen möchte. Es mag schwierig sein, den Wunsch nach einer solchen Beziehung nachzuvollziehen; darüber kann man sich vor dem nächsten Gespräch mit dem Paar weiter informieren. Doch sollte man sich hüten, sich dahingehend zu äußern, dass eine derartige Beziehung nicht akzeptabel sei oder dass man nicht mit diesem Paar arbeiten möchte, da man aus professioneller Sicht diese Art der Beziehung zum Beispiel als selbstverletzendes Verhalten bewerte. Ist Letzteres der Fall, muss man sich zuerst mit seinen eigenen Normen und Haltungen auseinandersetzen und überlegen, ob man es hier mit einer inneren moralisierenden Stimme zu tun hat. Es kann schwerfallen, zu verstehen, dass Entwertung einem Menschen Genuss bereiten kann, aber dieses Verhalten ist nicht ungewöhnlich – tatsächlich ist es im Rahmen von SM-Beziehungen ein weit verbreiteter Wunsch. Veranlasst man einen Liebhaber zu einer sadomasochistischen Handlung oder dazu, eine Fantasie zu inszenieren, kann dies eine große Bedeutung für die Steigerung des Selbstwertgefühls haben und ein Gefühl der Bestätigung bewirken (Morin 1995). Daher sollten die eigenen Gedanken und Theorien laufend überprüft und abgestimmt werden. Handelt es sich um erwachsene Menschen, die einvernehmlichen Sex haben und sich nicht in einem hierarchischen Machtverhältnis zueinander befinden, sollte das Verhalten an sich noch keinen Anlass zur Beunruhigung bieten.

Manche Menschen *sind* in der Tat in ihrem Leben missbraucht worden, das steht ganz außer Frage, doch Therapeuten sollten sich davor hüten, vorschnell Missbrauchshypothesen zu formulieren, wenn es um eine Praxis wie zum Beispiel harten Sex geht. Dies gilt insbesondere dann, wenn der Klient nie selbst daran gedacht hat. Ein neutraler und vorurteilsloser Zugang zu den Klienten kann dabei helfen, entstandene Kommunikationsprobleme zu lösen, und wenn die Klienten das Bedürfnis haben, über ihr Sexualleben zu sprechen, wird dies den Weg für ein besseres Verständnis ihrer eigenen Sexualität bahnen. Morin (1995) beschreibt dies sehr treffend, wenn er schreibt, dass man für die Aufdeckung der eigenen Wahrheit Freiheit braucht.

Als professioneller Therapeut kann man unter Umständen viel dazulernen, wenn man sich, statt das zu pathologisieren, was andersartig anmutet, die Möglichkeiten und Potenziale genauer ansieht, die dieses Verhalten birgt. Dies dient nicht nur dazu, um sich gegenüber sexueller Vielfalt inklusiv zu zeigen, denn das sollte ohnehin eine Selbstverständlichkeit sein, sondern es geht in erster Linie um die Anerkennung des Klienten und in zweiter Linie darum, von der »Andersartigkeit« mancher Menschen zu lernen. Mittlerweise ist zudem deutlich geworden, dass viele Menschen »kinky« Sex haben, und die Frage ist von daher, ob wir diesen überhaupt weiterhin als ungewöhnlich betrachten sollten. Die Fachliteratur zeigt, dass viele der Menschen, die beispielsweise sadomasochistische Praktiken ausüben, weniger neurotisch sind sowie extrovertierter und geübter in der Kommunikation über sexuelle Themen als die breite Bevölkerung (Wismeijer a. van Assen 2013). SM wird insofern zunehmend auch in der Forschung als entspannende Freizeitaktivität akzeptiert. Wenn wir hingegen weiterhin »Kinks« pathologisieren, werden wir Schwierigkeiten haben, manche sexuellen Fragen und Herausforderungen zu verstehen, und sind für die Aufgabe, unseren Klienten zu helfen, schlecht vorbereitet (Kleinplatz 2012a).

Die Diskussion darüber, inwieweit ein bestimmtes Verhalten als Paraphilie gilt, überschreitet den Rahmen dieses Buches. Dennoch ist es wichtig, dass Fachkräfte ihre Sicht auf Sexualität als rein biologischen und vorherbestimmten Trieb modifizieren. **Die verschiedenen Ausdrucksformen der Sexualität, und dies gilt auch für die eher provozierenden Formen, sind nicht notwendigerweise zwingend vorherbestimmt, sondern sie bedeuten für viele Menschen eine aktive Wahl, eine Möglichkeit unter vielen, die ausprobiert werden kann, wenn man dazu Lust hat.** Deshalb sollte auch beachtet werden, dass die Probleme eines Klienten nichts mit einer bestimmten sexuellen Praxis zu tun haben müssen. Ganz gleichgültig, wie andersartig und fremd manche Praktiken einem vorkommen mögen, es sind Klienten, die Probleme haben und sich um Therapie oder Beratung bemühen – diejenigen, die keine Probleme, aber dennoch genau die gleichen sexuellen Präferenzen haben, trifft man typischerweise ja nicht im Sprechzimmer.

Wir leben in einer Zeit, in der zwischen erwachsenen Menschen, die im Einvernehmen miteinander handeln und die nicht in einem Machtverhältnis zueinander stehen, fast alles möglich ist. Deshalb ist es in der Praxis nicht realistisch, eine ausreichende Beschreibung dessen zu liefern, was als »normale« Sexualität angesehen werden kann. Auch die Definition einer bestimmten Dysfunktion wird von der Zeit und der Kultur gefärbt sein, in der wir uns befinden. So gibt es zum Beispiel in unserem Teil der Welt eine zunehmende Tendenz, weitverbreitete Herausforderungen mit einer Diagnose zu versehen. Dies wird u. a. am Umfang des psychiatrischen Klassifikationsmanuals DSM sichtbar, das bei jeder Neuausgabe umfassender wird.

Die Kultur der Diagnosestellung

> Diagnose: Erektile Dysfunktion
>
> Hat ein Mann Erektionsstörungen, sollte festgestellt werden, ob es sich um ein physisches Problem handelt. Andererseits reicht es nicht aus, sich nur auf den physischen Aspekt zu konzentrieren und ein Medikament vorzuschlagen. Vielleicht ist der Klient zugleich über etwas Spezifisches unglücklich; bei Nachfragen kann sich zum Beispiel herausstellen, dass seine Paarbeziehung in einer Krise steckt und dass die fehlende Erektion ein Symptom dafür ist. Auf diese Weise ist seine Diagnose – die Erektionsstörung – tatsächlich ein Zeichen von Gesundheit, weil sein Penis ihm mitteilt, was er selbst möglicherweise nicht formulieren kann. Verlässt man sich ausschließlich auf die Diagnose und eine Behandlung des Symptoms, erhält dieser Mann nicht die Hilfe, die er in Wirklichkeit benötigt.

Diagnostische Kategorien können sinnvoll sein; sie dienen dazu, Ordnung zu schaffen angesichts all der verschiedenen Symptome, die mit vielen ernsthaften psychiatrischen Problemen einhergehen.

Die Kategorien schaffen einen Rahmen, bringen Ordnung hinein und ermöglichen so die nötige Ruhe. Doch sie haben einen Preis – denn wenn die Diagnose zur Wahrheit erhoben wird, wenn eine Hypothese die vielen verschiedenen Aspekte eines Menschen auf eine stigmatisierende Kategorie reduziert, droht die einstweilige Beruhigung zur ultimativen Erklärung zu werden (de Wachter 2012). Die Kenntnis der günstigen und weniger günstigen pathologischen Entwicklungen von psychologischen Funktionen ist wichtig. Nicht zuletzt das Wissen darüber, dass es fließende Übergänge zwischen diesen gibt, sollte ein Denken in Entweder-oder-Kategorien verhindern und stattdessen ein mehrdimensionales Denken ermöglichen, das berücksichtigt, dass Menschen mehr oder weniger mental gesund oder krank sein können (Møhl og Simonsen 2017a).

Sexuelle Unsicherheiten und Probleme müssen nicht unbedingt konkrete Störungen sein, auch wenn sie psychisch belastend sind. Hinzu kommt die kontroverse Diskussion darüber, inwieweit sexuelle Problemstellungen überhaupt als Dysfunktionen gesehen werden sollten oder ob sie in höherem Maße als normale Variationen der menschlichen Sexualität verstanden werden müssen (Leiblum 2007). Da bekannt ist, dass der Kontext für das Verständnis eines Symptoms entscheidend ist, ist bei der Zuschreibung diagnostischer Kategorien für konkrete Probleme Vorsicht geboten, denn sie kann zu einer unnötigen Pathologisierung von Menschen führen. Diejenigen, die eine Diagnose erhalten, erleben sich häufig als minderwertig und schämen sich dafür. Zudem können sie sich leicht von der Gesellschaft stigmatisiert fühlen. Dies hat zur Folge, dass der Person eine Eigenschaft zugeschrieben wird, die sie in Misskredit bringt und sie zu einem stereotypen Repräsentanten für etwas Negatives und Minderwertiges macht. Sieht man hingegen zuerst das Individuum anstelle der Diagnose, kann viel mehr erreicht werden.

Es gibt manche Theoretiker, die einen ausgesprochenen Widerstand gegen die Klassifikation von Dysfunktionen hegen und bei denen sexuelle Störungen lediglich als sexuelle Besonderheiten gesehen werden, individuelle Prägungen, die sich aus inneren und äußeren Faktoren ergeben haben. Ihr Widerstand wird damit begründet, dass unbeteiligte Forscher die »Störungen« in einem Versuch definieren, diese Besonderheiten scheinbar homogenen Gruppierungen zuordnen und sie mit Etiketten wie »Vaginismus«, »vorzeitiger Samenerguss« oder »Lustlosigkeit« versehen (Schmidt 1996). Hinter jeder Definition steht ein bestimmter Beobachter, ein bestimmter kultureller Hintergrund und ein bestimmtes Forschungsinteresse, während in Fachkreisen weiterhin diskutiert wird, wie Lustprobleme am besten beschrieben und erklärt werden können. Es kann also schon problematisch sein, wenn man überhaupt annimmt, dass es z. B. normal sei, ein gewisses Minimum an Lust auf Sex zu besitzen (Bay-Hansen 2012). **Deshalb ist ein normkritischer Blickwinkel für die Arbeit wichtig; denn wer bestimmt letztlich, was eine Störung darstellt und wann eine Diagnose gestellt werden kann?** Diese Auseinandersetzung würde zu einer größeren Diskussion der kulturellen Konstruktion der Sexualität führen, die den Rahmen dieses Buches sprengen würde. Doch was Menschen wollen und was Menschen in einer bestimmten Gesellschaft tun, ist in hohem Maße von den Aussagen darüber beeinflusst, was sie zu wollen haben und was ihnen erlaubt ist (Caplan 1987).

Diese auf das Individuum fokussierte Sicht auf sexuelle Probleme ist möglicherweise für diejenigen frustrierend, die lieber in einer eindeutigen Welt leben, doch für professionelle Therapeuten hat sie große Vorteile. Sie öffnet die Möglichkeit, den Klienten selbst entscheiden zu lassen, was er als problematisch oder unproblematisch, gesund oder krank, funktional oder dysfunktional empfindet. Der Klient selbst entscheidet so darüber, wie er sich wahrnimmt und was er als richtig und befriedigend erlebt – der Klient wird zum Autor seiner eigenen Geschichte (Clement 2016).

8 NUR MUT!

Baby, I got sick this mornin'
A sea was stormin' inside of me
Baby, I think I'm capsizin'
The waves are risin' and risin'
And when I get that feeling
I want sexual healing
MARVIN GAYE – SEXUAL HEALING

Die Literatur zeigt, dass ein befriedigendes Sexualleben positiv zur Lebensqualität und zum psychosozialen Wohlergehen beiträgt. Es gibt auch viele Belege für den eindeutigen Zusammenhang von sexuellem Leid, sexueller Stigmatisierung und Geschlechtskrankheiten einerseits und verminderter Lebensqualität und fehlendem Wohlergehen andererseits. So wie ein ungesunder Lebensstil die Sexualität beeinflussen kann, kann die Sexualität die Gesundheit und den Lebensstil beeinflussen. Die Forschung zeigt auch, dass mit einem gut funktionierenden Sexualleben wesentliche Gesundheitsvorteile verbunden sein können. Es ist nicht ungewöhnlich, dass Sex als Trost und Ausgleich für Mängel und Frustrationen benutzt wird, und sowohl bei gesunden als auch bei kranken Menschen kann die Sexualität eine zentrale Bedeutung für die Bewältigung von Problemen und für die Lebensqualität haben (Møhl 2017a). Bei einer chronischen Krankheit kann das Sexualleben zudem einen existenziellen Freiraum bieten, aus dem Lebensmut und Ressourcen für den Umgang mit dieser schwierigen Situation geschöpft werden (Graugaard, Pedersen og Frisch 2015). Oft kann ein psychotherapeutischer Einsatz genau dort gut verankert werden, wo sich die Ressourcen befinden (Møhl og Simonsen 2017b).

Ressourcen sind etwas anderes als Potenziale. Eine Ressource steht allen Menschen zur Verfügung, während ein Potenzial nicht in der Gegenwart verfügbar, aber latent vorhanden ist und sich weiterentwickeln lässt. Wenn es darum geht, die sexuellen Ressourcen eines Klienten auszumachen, kann man zum Beispiel die Frage stellen, ob es in seinem Leben etwas so Wertvolles gibt, dass er es bewahren und pflegen möchte. Diese Frage nach Ressourcen ist diametral entgegengesetzt der Frage nach Potenzialen, die erkundet, ob der Klient gern etwas Bestimmtes in seinem Sexualleben erfahren möchte, was er noch nicht ausprobiert hat. Je mehr sich der Therapeut für die Situation des Klienten interessiert, desto größer ist die Chance, dessen Ressourcen zu aktivieren (Clement 2016).

> Frage zur Ressource:
> »Gibt es etwas in Ihrem Sexualleben, das so wertvoll ist, dass Sie es bewahren und pflegen möchten?«
>
> Frage zum Potenzial:
> »Gibt es etwas, das Sie gern in Ihrem Sexualleben erleben möchten, aber noch nicht ausprobiert haben?«

Lustlosigkeit

Begegnet der Therapeut einem Klienten mit moralischen Vorhaltungen, Vorurteilen oder gar Widerwillen, ist das Risiko groß, dass der Klient sich missverstanden oder unnormal fühlt. Es ist äußerst wichtig, dass professionelle Therapeuten die große Diversität im Bereich der Sexualität verstehen, statt sie abzulehnen oder gar zu pathologisieren, da ihnen sonst die einzigartige Chance entgeht, zur Entfaltung von etwas beizutragen, das sich als lebensbejahend herausstellen könnte – vielleicht allein deshalb, weil sich die Sichtweise des Therapeuten von derjenigen des Klienten unterscheidet. Eine negative Erfahrung dieser Art kann leider dazu führen, dass der Klient zu einem späteren Zeitpunkt nicht den Mut aufbringt, den Faden mit einem anderen Therapeuten wieder aufzunehmen.

Wie bereits hervorgehoben, ist Sex für viele Menschen ein wichtiger Teil des Lebens, und in den Medien werden wir oft daran erinnert, dass er zu einem gesunden Leben dazugehören sollte. Aber es gibt keine »normale« Frequenz dafür, wie oft man zum Beispiel Sex haben sollte (Leiblum 2010). In der Tat ist Lustlosigkeit inzwischen so weit verbreitet, dass man sich die Frage stellen sollte, ob sie ein ganz normales Phänomen darstellt, das pathologisiert wird (Clement 2016). Hinzu kommt die neue Diskussion über Asexualität, die von manchen Menschen als selbstständige sexuelle Orientierung akzeptiert wird, während wieder andere die Auffassung vertreten, dass sie eine Variation von verminderter sexueller Appetenz sei (Leiblum 2010).

Manchmal ist reduzierte Lust eine unvermeidliche Folge eines gestressten Alltags, oder sie entsteht im Zusammenhang mit lang andauernden Problemen in einer Paarbeziehung. In anderen Fällen ist die vorhersehbare sexuelle Routine die Ursache der Lustlosigkeit. Es kann sich sogar um eine Kombination all dieser Faktoren handeln, aber auch das ist nicht zwingend der Fall. Eine Gesprächstherapie mag dabei helfen, dies herauszufinden. Für Psychotherapeuten ist es wichtig, dass sie die betroffenen Person nicht als Opfer betrachten oder sich von dieser Problemstellung abschrecken lassen. Glaubt man als Therapeut, dass die Aufgabe darin bestünde, zu einer Stärkung der Lust des Klienten beizutragen, bringt man sich selbst in eine schwierige Situation. Es ist viel konstruktiver, die wenig Lust verspürende Person als Handelnde zu betrachten, die etwa Folgendes ausdrückt: »Nein danke, so nicht.« Die Frage nach der »technischen Funktionsfähigkeit« wird uninteressant. Ungeachtet der

Tatsache, dass Sinnlichkeitsübungen und andere Methoden sinnvoll sein können, führen diese Techniken bei ihrer Anwendung nicht zwingend zur Luststeigerung. Stattdessen eröffnet der Perspektivwechsel vom »Nicht-Können« zum »Nicht-Wollen« neue Handlungsmöglichkeiten. Er ermöglicht die Entwicklung einer erotischen Kultur, in der der Wille und nicht die Funktion im Mittelpunkt steht: Was möchte ich gern? Was willst du? Was wollen wir beide zusammen? (Vgl. Clement 2016.)

Einige Psychologen gehen sogar so weit, dass sie Lustlosigkeit als ein Zeichen persönlicher Entwicklung werten. Die schwindende Lust ist dann kein Problem, das gelöst werden muss, sondern eine Botschaft, die ernst genommen werden sollte. Es kann sein, dass der Körper etwas zum Ausdruck bringt, was die betreffende Person noch nicht sagen kann oder wozu ihr der Mut fehlt (Morin 1995). Betrachtet man die Probleme aus dieser Perspektive, werden die Symptome verständlich und machen weniger Angst.

Wichtig ist es, gegenüber dem Dogma der Gebotskultur, man *solle* Lust empfinden, neutral zu bleiben und stattdessen die Motivation des Klienten zu erfragen, d. h. herauszufinden, ob der Klient die Lustlosigkeit als Problem empfindet und ob er daran etwas ändern möchte. Manche Menschen geben die Antwort: »Ja, selbstverständlich«, aber es kann auch geschehen, dass die Verantwortung auf den Therapeuten verschoben wird. Dies kann zur Frustration und einem Gefühl der Unzulänglichkeit führen, wenn man als Therapeut die Verantwortung für die Lust des Klienten tatsächlich übernimmt. Das Wichtigste ist, den Hintergrund zu erfahren: Was sind die Gründe für die Lustlosigkeit? Möchte die Person selbst gern mehr Lust haben, oder handelt es sich um eine Forderung, die von außen kommt? Wie bei anderen Psychotherapien auch geht es in Gesprächen über Sex darum, Fragen zu stellen, die dem Klienten neue Einsichten ermöglichen. Ob eine Luststeigerung das Ziel dieser Einsichten ist, ist die Entscheidung des Klienten. Vielleicht zeigt sich zum Beispiel, dass der Partner und die Art ihres gemeinsamen Sexuallebens die Ursache für die Lustlosigkeit sind.

Genuss statt Leistung

Statt ausschließlich darauf zu achten, was die Beteiligten leisten können, ist ein breiterer und sexpositiverer Rahmen vonnöten, in dem der Genuss in viel höherem Maße als bisher einbezogen wird. Erreicht jemand keinen Orgasmus, muss es sich nicht um eine Störung handeln, da der Orgasmus vielleicht gar nicht das Ziel des sexuellen Akts war. Wie zuvor erwähnt kann man aus vielen unterschiedlichen Gründen Sex haben, zum Beispiel um eine enge Bindung oder Intimität mit einem anderen Menschen zu erreichen. Dies erfordert, dass wir Sex als etwas anderes als eine bloße Leistung betrachten.

Ist ein Mann beispielsweise verzweifelt, weil er keine Erektion bekommen kann (siehe das Beispiel im vorherigen Kapitel), ist es wichtig, den Mythos herauszufordern, dass die Potenz eines Mannes sich in seinem Penis befinde, und zu erkunden, wo seine Potenz sich sonst zeigen könnte – vielleicht in den Händen, im Mund oder mithilfe von Sexspielzeug. Der Therapeut kann dem Klienten helfen, sich selbst als Ganzes zu sehen und nicht nur als Genitalien wahrzunehmen, die etwas (nicht) leisten können. Dies erfordert Offenheit und Selbsterkenntnis, die gerade durch Psychotherapie befördert werden können.

Ring the bells, that still can ring
Forget your perfect offering
There is a crack in everything
That's how the light gets in
LEONARD COHEN – *ANTHEM*

Keine Angst vor Gesprächen über Sex!

Innerhalb des Gesundheitswesens sind Gespräche über Sex nichts anderes als sonstige Gesprächssituationen. Viele Fachkräfte sind in der Lage, über Ehescheidungen, Essstörungen, Krebserkrankungen, Unfälle und Tod zu sprechen, und Gespräche über Sex stellen im Wesentlichen die gleichen Anforderungen. Leider ist es nicht so, dass alle das Wissen darum nutzen, wenn es um die sexuellen Belange ihrer Klienten geht. Manche verlieren den Kontakt zu ihrer eigenen professionellen Kompetenz, sobald ein Problem etwas mit dem Sexualleben zu tun hat (Johansen, Thyness og Holm 2001).

Einige Therapeuten und Ärzte fragen ihre Klienten durchaus, ob diese Probleme oder Sorgen im sexuellen Bereich hätten, doch wenn der Klient diese Frage bejaht, wissen sie nicht, mit welchen Fragen sie fortfahren können. Dabei kann allein schon das Angebot eines Gesprächs manchmal ausreichen. Andere haben vielleicht Angst, dass sich eine Büchse der Pandora öffnen könnte, wenn sie ein Gespräch über Sex einleiten. Diese Sorge wird jedoch von dem klinischen Wert, den das Zuhören bei derartigen Problemstellungen hat, mehr als aufgewogen. Die meisten Klienten empfinden Fragen über ihr sexuelles Wohlergehen als angenehm und vertrauensfördernd. Auch wenn sie nicht immer sofort darauf antworten möchten, kann ihre Offenheit als Samenkorn verstanden werden, das auf fruchtbaren Boden fällt (Johansen, Thyness og Holm 2001).

Das Sexualleben sollte nicht als Bereich verstanden werden, der vom restlichen Leben des Klienten abgetrennt ist, und objektiv gibt es keinen Grund, warum Therapeuten das Thema Sex nicht ansprechen sollten. Die Tabuisierung des Sexuallebens schaden de facto sowohl dem einzelnen Klienten als auch der Gesamtgesellschaft, da die Sexualität im Hinblick auf die selbst empfundene Gesundheit und das eigene Wohlbefinden für die meisten Menschen einen zentralen Platz einnimmt. Deshalb gibt es gute Argumente dafür, die Bedeutung der Sexualität anzuerkennen und ihre Funktion als Risiko- und Gesundheitsfaktor ernst zu nehmen. Sexuelle Gesundheit ist ein Zustand, in dem ein Mensch die Sexualität als einen sinnvollen und bereichernden Teil seines Lebens erlebt und unter den gegebenen Lebensumständen seine sexuellen Wünsche und Bedürfnisse allein oder im gleichwertigen Austausch mit anderen verwirklichen kann (Graugaard, Pedersen og Frisch 2015).

Bei einer Berücksichtigung dieses Themas gibt es viel zu gewinnen und nichts zu verlieren. Wir wissen, dass sich die Behandlungsmotivation erhöht und professionelle Ratschläge eher befolgt werden, wenn man Gespräche über Sex einbezieht (Graugaard, Pederson og

Frisch 2015). Es sei daran erinnert, dass es für einige Klienten ausreicht, dass man bereit ist, zuzuhören und sich für ihre Sorgen zu interessieren (Johansen, Thyness og Holm 2001).

Die Beratungsarbeit lässt sich durch diesen relativ kleinen Einsatz deutlich verbessern – mit einer wirkungsvollen Stärkung der Ressourcen, der Handlungskompetenz und der Lebensqualität des Klienten (Graugaard, Møhl og Hertoft 2006). Einen guten Einstieg, um über sexuelle Probleme nachzudenken, um zu untersuchen, ob diese neuerer Art sind oder immer schon da waren, bietet der folgende Denkanstoß.

> Sexuelle Störungen können primär oder sekundär sein:
>
> **primär:** lebenslang, ab dem ersten sexuellen Kontakt bestehend
>
> **sekundär:** zu einem späteren Zeitpunkt erworben

Da sexuelle Probleme so vielseitig und die Möglichkeiten, sie anzugehen, nahezu unerschöpflich sind, gibt es kein richtiges Modell oder keine klare Lösung dafür, wie man mit diesem Thema in der Praxis arbeiten sollte. Die menschliche Sexualität ist viel zu komplex, als dass man ein 5-Stufen-Handbuch für ein besseres Sexualleben anwenden könnte, wie es in populären Zeitschriften vorgeschlagen wird. Die Sexualität ist selten eindeutig; Sex ist eine komplexe Angelegenheit, und dies muss man gegenüber Klienten nicht verheimlichen.

Hinzu kommt, dass Unsicherheit und Unwissenheit uns glauben machen, dass Durchschnittszahlen etwas über unser Sexualleben aussagen könnten, und statt uns auf die Qualität zu konzentrieren, machen wir uns von quantitativen Messungen abhängig. Eine einfache Symptombehandlung reicht nicht immer aus, was auch an den vielen von den Klienten erlebten neuen Symptomen, wie Lustlosigkeit oder frühzeitigem Samenerguss, erkennbar wird. Nur in seltenen Fällen kann ein sexuelles Problem allein mithilfe einer medizinischen Behandlung gelöst werden. Untersuchungen zeigen, dass die Zahl der Patienten, die aufhören, die Medikamente einzunehmen (und so die medizinische Behandlung abbrechen), sehr hoch ist – bis zu 80 % –, wenn sie keine begleitende psychologische

Behandlung erhalten (Leiblum 2007). Es zeugt zudem von einer ziemlich eingeschränkten Sicht der Sexualität, wenn man sich bei Männern nur darauf konzentriert, was sie mit ihrem Penis leisten können.

Die klassischen Diagnoseklassifikationen innerhalb der Psychologie und der Psychiatrie sind DSM-5 (APA 2013) und ICD-11 (WHO 2018). Beide definieren sexuelle Dysfunktionen und die fehlende Fähigkeit, die gewünschte sexuelle Aktivität durchzuführen. In der Definition des DSM ist Voraussetzung für eine Diagnose, dass die genannte Thematik für eine Person oder ein Paar eine Belastung darstellt (Møhl 2017b).

Die Klassifikationen von DSM und ICD können der Kritik unterworfen werden, dass sie die Sexualität in einer standardisierten und normativen Darstellung von »gesunder Sexualität« verorten. Auch bedienen sie sich trotz massiver Kritik weiterhin des sexuellen Reaktionszyklus von Masters und Johnson (1966). Dieses Modell ignoriert die vielen kulturellen, psychologischen und geschichtlichen Einflüsse, die für bestimmte sexuelle Aktivitäten von entscheidender Bedeutung sind (Tiefer 2012). Deshalb sollten die Diagnosen höchstens einen Teil einer Untersuchung ausmachen, für die es wichtiger wäre, andere Faktoren einzubeziehen, wie zum Beispiel Beobachtungen der Paardynamik und Interviews mit den Beteiligten, damit ein tieferes und besseres Verständnis des Problems und dessen, was dieses Problem zum Ausdruck bringt, erlangt werden kann. Die Beziehungen eines Klienten sollten in der Therapie im Mittelpunkt stehen, da es nicht nur um die Funktion der Geschlechtsorgane geht, sondern in hohem Maße auch um Intimität, Nähe, Vertrautheit und Bestätigung, die allesamt in kurzen oder längeren sexuellen Beziehungen eine Rolle spielen (Møhl 2017a). **Durch eine Berücksichtigung der biologischen, psychologischen und sozialen Faktoren kommt man dem Verständnis der Sexualität am nächsten.**

Da es keine endgültige Behandlungsmethode gibt und alle Menschen individuell betrachtet werden müssen, kann Unsicherheit darüber entstehen, was als ein gutes Behandlungsergebnis zu werten ist. Das wichtigste Ziel der Behandlung sollte sein, dass der Klient eine befriedigende Sexualität genießen und seine Lebensqualität erhöhen kann. Dies bedeutet, dass der Therapeut nicht so sehr darauf erpicht sein sollte, die Frequenz oder Dauer des Geschlechtsverkehrs zu steigern, sondern Vertrauen, Vergnügen an der Sexualität und die Fähigkeit zur Intimität zu stärken (Leiblum 2007). Die sexologische Behandlung richtet sich daher grundsätzlich darauf aus, Menschen bei der Entfaltung ihrer sexuellen Potenziale zu helfen (Møhl 2017a).

Diese vorurteilsfreie, neugierige und forschende Einstellung ist nicht an eine bestimmte psychotherapeutische Richtung gebunden. Die Grundfrage der Psychotherapie gilt daher auch in Gesprächen über Sex: Welche Behandlung durch wen wäre für diese Person mit diesem spezifischen Problem und unter welchen Umständen die wirksamste? Der ausreichend gute Therapeut wird seine Behandlungsstrategie und seine gewählten Interventionsmethoden laufend im Hinblick auf den aktuellen Zustand, das Funktionsniveau und die Bedürfnisse des einzelnen Klienten abstimmen (Møhl 2017b).

Wenn Forschungsergebnisse in diesem Bereich fehlen und wir nicht immer sicher sein können, was überhaupt gemessen werden sollte, wie können wir dann beurteilen, ob ein sexologisches Gespräch gelungen ist? Da es kein absolutes und objektives Maß dessen gibt, was »guter Sex« ist, muss die Bewertung eines sexologischen Gesprächs von der subjektiven Einschätzung der Person abhängen, die sich um die Behandlung bemüht hat. Eine derartige Einschätzung vermittelt ein realistisches und nicht normatives Bild (Leusink a. Ramakers 2014).

Zum Abschluss

Typischerweise sind die psychischen Folgen sexueller Probleme für die Klienten, die Hilfe suchen, die schwerwiegendsten. Die Auswirkungen einer sexuellen Problemstellung können einen großen Einfluss auf das Selbstverständnis des Klienten haben, auf sein Selbstwertgefühl, sein Intimleben und nicht zuletzt die Paarbeziehung, in der sich die sexuellen Profile zweier Menschen begegnen.

Es ist bekannt, wie wichtig es ist, dass der professionelle Therapeut einen positiven und weit gefassten Begriff von Sexualität hat, der nicht nur die möglichen biologischen Dysfunktionen fokussiert, sondern die psychologischen und sozialen Aspekte gleichermaßen einbezieht. Die Ursachenverhältnisse sind meistens komplex und die einzelnen Gründe schwer voneinander unterscheidbar. Idealerweise bezieht die sexualtherapeutische Arbeit multidisziplinäre und fächerübergreifende Ansätze ein.

Mit Klienten über Sex zu sprechen, erfordert ein wenig Mut. Obgleich es einem anfänglich grenzüberschreitend vorkommen mag, wenn man es nicht gewohnt ist, über Sexualität zu sprechen, kann man sich schnell daran gewöhnen, das Thema auf der gleichen Ebene wie auch andere, für gesundheitliche Belange typische Fragestellungen in das professionelle Gespräch einzubeziehen. Fachkräfte im Gesundheitswesen sollten die Sexualität viel mehr in ihre Arbeit einbeziehen, um einem wichtigen und natürlichen Teil des menschlichen Verhaltens größere Aufmerksamkeit zu widmen sowie die damit verbundenen Gefühle und Werte und die Identität ihrer Klienten anzuerkennen (Kleinplatz 2012c). Niemand erfährt eine Steigerung des Wohlbefindens oder der Zufriedenheit in seinem Sexualleben, wenn das Thema vermieden wird; nur durch das Angehen der Probleme gibt es die Möglichkeit, sie positiv zu beeinflussen.

Die Forschung richtete lange ihr Hauptaugenmerk auf sexuelle Schwierigkeiten und Dysfunktionen; es gibt jedoch relativ wenige Untersuchungen über die positiven Folgen sexueller Aktivität. Dies hat unser Bild davon geprägt, wie man – wenn überhaupt – im Gesundheitswesen über Sexualität spricht. Zum Glück lässt sich dies ändern, und wir spielen alle eine Rolle dabei, wenn es darum geht, positivere Dialoge über Sex zu entwickeln. Es lohnt sich, genauer zu betrachten, was gut und erfüllend wirkt. Neue Einsichten können helfen, die sexuelle Gesundheit und das psychische Wachstum von Klienten zu befördern.

Zum Abschluss noch ein kleiner Denkanstoß für diejenigen, die das ganze Buch gelesen haben.

> Was sind die wichtigsten Einsichten, die Sie bei der Lektüre dieses Buches gewonnen haben?
>
> Falls Sie im Gesundheitswesen arbeiten: Welche Einsichten können Sie sofort in Ihrer Arbeit umsetzen?

Viel Erfolg damit!

Literatur

American Psychological Association (APA 2013): Diagnostic and Statistical Manual of Mental Disorders (DSM-5). Arlington (APA), 5th ed.

American Psychological Association (APA 2017): Divisions. Verfügbar unter: http://www.apa.org/about/division/index.aspx [27.10.2019].

Anderson, H. a. H. Goolishian (1992): The client is the expert: A not knowing approach to therapy. In: S. McNamee a. K.J. Gergen (eds.): Therapy as social construction. London (Sage).

April, K. u. J. Bitzer (2014): Sexuelle Gesundheit in der ärztlichen Praxis – Call to Action. Teil 1: Definition, Epidemiologie, Problematik in der ärztlichen Praxis. *Swiss Medical Forum* 14 (40): 742–746.

Baier, D. u. C. Pfeiffer (2011): Jugendliche als Opfer und Täter von Gewalt in Berlin. In: Landeskommission Berlin gegen Gewalt (Hrsg.): Berliner Forum Gewaltprävention (Bd. 11). Berlin (Druckhaus Berlin-Mitte).

Bay-Hansen, J. (2012): Få mere lyst. København (FADL).

Bay-Hansen, J. (2014): Samtalen om seksualitet. *Sygeplejersken* 9: 78–85.

Bay-Hansen, J. (2015): Tidlig sædafgang – hvordan kan vi hjælpe? *BestPractice, Sygeplejersken i almen praksis* 4: 13.

Binik, Y. M. a. M. Meana (2009): The future of sex therapy. Specialization or marginalization? *Archives of Sexual Behavior* 38: 1016–1027.

Briken, P. u. M. Berner (2013): Vorwort. In: P. Briken u. M. Berner (Hrsg.): Praxisbuch Sexuelle Störungen. Sexuelle Gesundheit, Sexualmedizin, Psychotherapie sexueller Störungen. Thieme (Stuttgart).

Brinkmann, S. (2014): Stå Fast. Et opgør med tidens udviklingstvang. København (Gyldendal Business).

Caplan, P. (1987): The Cultural Construction of Sexuality. London (Routledge).

Clement, U. (2004): Systemische Sexualtherapie. Stuttgart (Klett-Cotta).

Clement, U. (2006): Guter Sex trotz Liebe. Wege aus der verkehrsberuhigten Zone. Berlin (Ullstein).

Clement, U. (2015): Think Love. Das indiskrete Fragebuch. Berlin (Rogner & Bernhard).

Clement, U. (2016): Dynamik des Begehrens. Systematische Sexualtherapie in der Praxis. Heidelberg (Carl-Auer).

Csíkszentmihályi, M. (2002): Flow. The classic work on how to achieve happiness. London (Rider).

De Wachter, D. (2012): Borderline times. Het einde van de normaliteit. Tielt (Lannoo Campus).

Edelberg, P. (2012): Storbyen trækker. Homoseksualitet, prostitution og pornografi. København (Jurist- og Økonomforbundet).

Fonagy, P. (2008): A genuinely developmental theory of sexual enjoyment and its implications for psychoanalytic technique. *Journal of the American Psychoanalytic Association* 56 (1): 11–36.

Frisch, M. (2012): Formanden for arbejdsgruppen bag rapporten, Morten Frisch, svarer på spørgsmål om, hvorfor der skal mere fokus på seksualitet i sundhedsvæsenet. Verfügbar unter: http://www.vidensraad.dk/nyhed/spørgsmål-og-svar-om-seksualitet-og-sundhed [27.10.2019].

Garde, K. (2017): Køns- og aldersaspekter. In: E. Simonsen og B. Møhl (Ed.): Grundbog i psykiatri. København (Hans Reitzel).

Giraldi, A. a. S. Wåhlin-Jacobsen (2016): Female sexual dysfunction. A call to arms for collaboration to understand the sexological elephant. *Nature Reviews Urology* 13 (7): 365–366.

Graugaard, C. (2010): Vokseværker. Et signalement af unge danskeres seksuelle liv. *Psyke & Logos* 31: 232–256.

Graugaard, C. (2016): Tror du også, at sex er en ren, rå naturdrift? Så tager du fejl, siger professor i sexologi. Verfügbar unter: http://vbn.aau.dk/da/clippings/tror-du-ogsaa-at-sex-er-ren-raa-naturdrift-saa-tager-du-fejl-siger-professor-i-sexologi (a160915e-6eef-4c0e-839d-9e46099d712a).html [27.10.2019].

Graugaard, C., A. Giraldi og M. Frisch (2014): Sundhed og trivsel blandt danske LGBT-personer. *Månedsskrift for almen praksis* 92 (9): 735–743.

Graugaard, C., B. Møhl og P. Hertoft (Eds.) (2006): Krop, sygdom og seksualitet. København (Reitzel).

Graugaard C., B. K. Pedersen og M. Frisch (2015): Seksualitet og sundhed. København (Vidensråd for Forebyggelse).

Holmskov, H. og A. Skov (2012): Seksualitet på dagsordenen. En håndbog om professionel støtte til voksne med funktionsnedsættelse. København (Socialstyrelsen).

Janssen, E. a. J. Bancroft (2007): The dual control model. The role of sexual inhibition and excitation in sexual arousal and behavior. In: E. Janssen (ed.): The Psychology of Sex. Bloomington (Indiana University).

Johansen, M., E. M. Thyness og J. Holm (2001): Når seksualitet tages alvorligt. København (Gad).

Johnson, S. (2008): Hold me tight. Seven conversations for a lifetime of love. New York (Little, Brown and Company).

Juul, J. (1996): Familierådgivning. Perspektiv og proces. København (Schønberg).

Kleinplatz, P. J. (2006): Learning from extraordinary lovers: Lessons from the edge. In: P. J. Kleinplatz a. C. Moser (eds.): Sadomasochism. Powerful Pleasures. New York (Routledge).

Kleinplatz, P. J. (2012a): Critiques of conventional models of sex therapy. In: P. J. Kleinplatz (ed.): New Directions in Sex Therapy. New York (Routledge).

Kleinplatz, P. J. (2012b): Advancing sex therapy or is that the best you can do? In: P. J. Kleinplatz (ed.): New Directions in Sex Therapy. New York (Routledge).

Kleinplatz, P. J. (2012c): Is that all there is? A new critique of the goals of sex therapy. In: P. J. Kleinplatz (ed.): New Directions in Sex Therapy. New York (Routledge).

Kleinplatz, P. J. a. C. Moser (2005): Is S/M pathological? *Lesbian & Gay Psychology Review* 6 (3): 255–260.

Kristensen, E. (2007): Sex og Psyke. København (Psykiatrifonden).

Leiblum, S. R. (2007): Sex therapy today. Current issues and future perspectives. In: S. R. Leiblum (ed.): Principles and Practice of Sex Therapy. New York (Guilford).

Leiblum, S. R. (2010): Introduction and overview. Clinical perspectives on and treatment for sexual desire disorders. In: S. R. Leiblum (ed.): Treating Sexual Desire Disorders. A Clinical Casebook. New York (Guilford).

Leusink, P. en M. Ramakers (2014): Hoe werkt seks. In: P. Leusink en M. Ramakers (Eds.): Seksuele Gezondheid. Probleemgeoriënteerd denken en handelen. Assen (Uitgeverij Koninklijke Van Gorcum).

Lindholm, J. (2002): Den sværeste samtale. *Sygeplejersken* 21: 20–25.

Lyngsø, N. (2016): »Vi har brug for en seksuel frigørelse version 2.0«. Politiken, 30.09.2016.

Marcus, M. (2010): Min egen rødstrømpe-abc. København (Politiken).

Masters, W. H. a. V. E. Johnson (1966): Human Sexual Response. New York (Ishi). [dt. (1967): Die sexuelle Reaktion. Frankfurt/M. (Akad. Verlagsgesellschaft).]

Masters, W. H. og V. E. Johnson (1970): Menneskets seksuelle vanskeligheder. København (Stig Vendelkær). [dt. (1973): Impotenz und

Anorgasmie. Zur Therapie funktioneller Sexualstörungen. Frankfurt/M. (Goverts Krüger Stahlberg).]

Maurice, W.L. (1999): Sexual Medicine in Primary Care. St. Louis (Mosby).

McGoldrick, M., R. Loonan a. D. Wohlsifer (2007): Sexuality and culture. In: S. R. Leiblum (ed.): Principles and Practice of Sex Therapy. New York (Guilford).

Meston, C. M. a. D. M. Buss (2007): Why humans have sex. The psychological complexity of motivations for sex. *Archives of Sexual Behavior* 36 (4): 477–507.

Meystre-Agustoni, G., A. Jeannin, K. de Heller, A. Pécoud, P. Bodenmann a. F. Dubois-Arber (2011): Talking about sexuality with the physician: are patients receiving what they wish? *Swiss Medical Weekly* Mar 8 (141:w13148). DOI: 10.4414/smw.2011.13178.

Møhl, B. (2017a): Psykoterapeutisk behandling af seksuelle dysfunktioner – samlivsterapi. In: F. Alberdi, B. Rosenbaum og P. Sørensen (Eds.): Moderne psykoterapi. Teorier og metoder. København (Hans Reitzel).

Møhl, B. (2017b): Seksuelle forstyrrelser. In: E. Simonsen og B. Møhl (Eds.): Grundbog i psykiatri. København (Hans Reitzel).

Møhl, B. og E. Simonsen (2017a): Med mennesket i centrum. In: E. Simonsen og B. Møhl (Eds.): Grundbog i psykiatri. København (Hans Reitzel).

Møhl, B. og E. Simonsen (2017b): At lytte til patienten. In: E. Simonsen og B. Møhl (Eds.): Grundbog i psykiatri. København (Hans Reitzel).

Morin, J. (1995): The Erotic Mind. Unlocking the inner sources of sexual passion and fulfillment. New York (HarperCollins).

Moser, C. (2009): So where do we go from here? *Archives of Sexual Behavior* 38 (6): 1035–1036.

Moser, C. a. M. Devereux (2012): Sexual medicine, sex therapy, and sexual health care. In: P. J. Kleinplatz (ed.): New Directions in Sex Therapy. New York (Routledge).

Nagoski, E. (2015): Come as you are. The surprising new science that will transform your sex life. New York (Simon & Schuster).

Perel, E. (2007): Mating in Captivity. Sex, lies and domestic bliss. London (Hodder & Stoughton). [dt. (2005): Wild Life. Die Rückkehr der Erotik in die Liebe. München Piper).]

Perel, E. (2010): The double flame. Reconciling intimacy and sexuality, reviving desire. In: S. R. Leiblum (ed.): Treating Sexual Desire Disorders. A clinical casebook. New York (Guilford).

Perel, E. (2015): Rethinking infidelity. A talk for anyone who has ever loved [TED Talk]. Verfügbar unter: www.ted.com/talks/esther_perel_rethinking_infidelity_a_talk_for_anyone_who_has_ever_loved [27.10.2019].

Rollnick, S., W. R. Miller og C. C. Butler (2009): *Motivationssamtalen i sundhedssektoren*. København (Hans Reitzel).

Rosen, R. C. (2007): Erectile dysfunktion. Integration of medical and psychological approaches. In: S. R. Leiblum (ed.): Principles and Practice of Sex Therapy. New York (Guilford).

Schmidt, G. (1996): Hvad skete der med seksualiteten? Refleksioner over sex og afseksualisering. København (Hans Reitzel).

Schmidt, G. (2014): Das neue Der Die Das. Über die Modernisierung des Sexuellen. Gießen (Psychosozial).

Schnarch, D. (1997): Passionate Marriage. Keeping love and intimacy alive in committed relationships. New York (Norton). [dt. (2006): Die Psychologie sexueller Leidenschaft. Stuttgar (Klett-Cotta).]

Sigaard, L. (2003): Seksualitet – en omsorgsdimension. København (Nyt Nordisk).

Sigusch, V. (2013): Grundlagen. In: P. Briken u. M. Berner (Hrsg.): Praxisbuch Sexuelle Störungen. Sexuelle Gesundheit, Sexualmedizin, Psychotherapie sexueller Störungen. Thieme (Stuttgart).

Spielberg, P. (2019): Sexualmedizin: Raus aus der Tabuzone. *Deutsches Ärzteblatt* 116 (10): A-490 / B-398 / C-394. Verfügbar unter: https://www.aerzteblatt.de/pdf.asp?id=205970 oder https://www.aerzteblatt.de/archiv/205970/Sexualmedizin-Raus-aus-der-Tabuzone.

Sydow, K. von u. A. Seifert (2015): Sexualität in Paarbeziehungen. Praxis der Paar- und Familientherapie. Göttingen (Hogrefe).

Tiefer, L. (2012): The »new view« campaign. A feminist critique of sex therapy and an alternative vision. In: P. J. Kleinplatz (ed.): New Directions in Sex Therapy. New York (Routledge).

Tiefer, L. a. M. Hall (2010): A skeptical view of desire norms and disorders promotes clinical success. In: S. R. Leiblum (ed.): Treating Sexual Desire Disorders. A clinical casebook. New York (Guilford).

Veldman, D. (2014): Voorwoord. In: P. Leusink en M. Ramakers (Eds.): *Seksuele Gezondheid. Probleemgeoriënteerd denken en handelen*. Assen (Uitgeverij Koninklijke Van Gorcum).

Whipple, B., J. Knowles a. J. Davis (2007): The Health Benefits of Sexual Expression. New York (Planned Parenthood Federation of America).

WHO (2006): Standards für die Sexualaufklärung in Europa. Definition der Sexualität. Verfügbar unter: https://www.bzga-whocc.de/fileadmin/user_upload/WHO_BZgA_Standards_deutsch.pdf [27.10.2019]. [dt.: Weltgesundheitsorganisation – Regionalbüro für Europa. Verfügbar unter: http://www.euro.who.int/de/health-topics/Life-stages/sexual-and-reproductive-health/news/news/2011/06/sexual-health-throughout-life/definition (29.1.2020)].

WHO (2018): ICD-11 for Mortality and Morbidity Statistics (11th revision). Verfügbar unter: https://icd.who.int/browse11/l-m/en.

Wismeijer, A. A. J. a. M. A. L. M. van Assen (2013): Psychological characteristics of BDSM practitioners. *Journal of Sexual Medicine* 10 (8): 1943–1952.

Playliste

Prince & The New Power Generation – *Sexy M. F.*, 1992, Warner Bros./ Paisley Park

Madonna – *Express Yourself*, 1989, Sire/Warner Bros.

Salt-N-Pepa – *Let's Talk About Sex*, 1991, Next Plateau Records Inc.

George Michael – *I Want Your Sex*, 1987, Epic

Janet Jackson – *What Have You Done For Me Lately?*, 1986, A&M Records

Depeche Mode – *Master and Servant*, 1984, Mute

Nine Inch Nails – *Closer*, 1994, Island Records

Marvin Gaye – *Sexual Healing*, 1982, CBS

Leonard Cohen – *Anthem*, 1992, Colombia

Über die Autorin

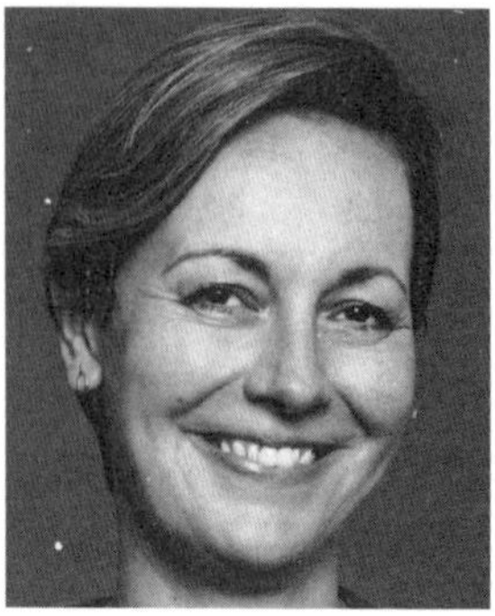

KARINA KEHLET LINS, Dipl.-Psych.; Ausbildung und Zertifizierung in Systemischer Therapie und Familientherapie; Ausbildung in systemischer Sexualtherapie; Lehrtherapeutin für Sexualtherapie; Arbeitsgebiete und Schwerpunkte: Paartherapie, Sexualtherapie und LGBTQ+.